몸과 마음을 살리는

김영효의
절 운동

김영효의 절운동

발행일_ 초판 2016년 11월 20일

저자_ 김영효
책임편집_ 서수빈
경영지원_ 안진희
펴낸이_ 박진성
펴낸곳_ 북에디션

디자인_ 푸른영토
종이_ 상산페이퍼
인쇄_ 천일문화사
제책_ 바다제책사

주소_ 경기도 고양시 일산동구 정발산로 24 웨스턴돔 T4- 414호
전화_ 031-902-0640
팩스_ 031-902-0641
e-mail_ seosubi@hanmail.net

ISBN 979-11-85025-31-5   13690

ⓒ 김영효

이 책의 판권은 지은이와 북에디션 출판사에 있습니다.
서면 동의 없는 무단 전제와 복제를 금합니다.

* 책값은 뒤표지에 있습니다.
* 잘못 만들어진 책은 구입허신 서점에서 교환 하실 수 있습니다.

나무라지 말고 함께 절을 하자!

몸과 마음을 살리는
김영효의
절 운동

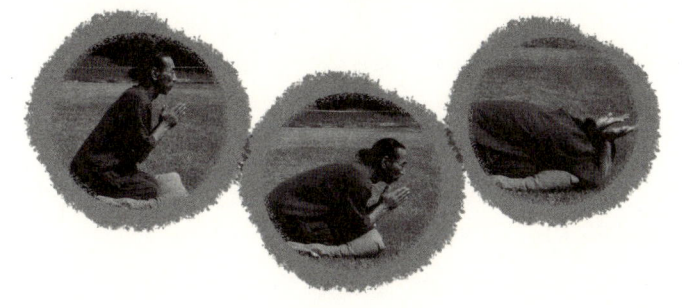

김영효 지음

북에디션
BOOK
EDITION

머리말
문제는 건강이다

　나는 학창 시절을 운동선수로 보냈다. 하지만 전국대회 경기장에서 척추를 심하게 다치는 사고를 당했다. 운동은 물론 일어서 걷기조차 힘든 큰 부상이었다. 병원에서는 수술을 하더라도 정상적으로 회복하기 어렵겠다고 했다. 몸은 썩은 멍석처럼 처졌고, 마음은 황무지처럼 황폐해졌다. 10년 넘게 해온 운동이었고, 나는 뛰어난 주 공격수로 활동했었다.
　하지만 다치고 나니 그 모든 것이 무용지물이었다. 내 몸을 치유할 방법이 없었다. 수술로도 약으로도 나을 수 없다는 몸을, 나는 어떻게든 일으켜 세워야 했다. 당시 나는 집을 나와 주중에는 운동을 하고 주말에는 생활비를 벌어야 하는 절박한 상황으로 몸이 유일한 재산이라 더욱이 그러했다.
　갖가지 방법을 찾다가 그때 알게 된 것이, 호흡과 명상을 통한 운동 처방이었다. 내 몸은 기적처럼 회복되었고, 나는 자연치유법에 눈을 뜨게 되었다. 자연치유법으로 몸을 회복하면서, 서양 의술로 치유할 수 없는 병이 자연치유법으로 회복되는 것을 내 몸을 통해 경험했다. 이후 꾸준한 연구와 임상을 통해, 자연치유법에 확신을 가지게 되었다. 그렇게 개발한 것이 '절 명상 요법'이다. 내 몸이 증명하였고, 내 주변 사람들의 치유를 통해 확신할 수 있는 건강 비법이 '절 명상 요법'이었던 것이다.

그때부터 나는 주변 사람들의 권유로 건강 전도사로 나서게 되었다. 혼자만 알고 있었던 건강 비법을 공유하기에 이른 것이다. 효과는 분명했다. 지병을 앓고 있던 여러 사람이 치료가 되었으며, 마음 치료까지 가능하다는 것이 입증되었다. '절 명상 요법'을 통해 몸과 마음의 안정을 찾은 이들의 권유로 이 책을 묶게 되었다. 나는 '절 명상 요법'을 보급하면서 많은 것을 배우게 되었다. 모든 병은 자기로부터 온다는 사실과 잘못된 운동을 하게 되면 힘은 세어질 수 있으나, 건강에는 그다지 도움이 되지 않는다는 사실을 말이다.

'문제는 건강'이다. 이 '절 요법'은 남들보다 강하고자 하는 이들에게는 아무 쓸모가 없다. 하지만 자기를 지키고자 하는 이들에게는 하나의 해답이 될 것이다. 절은 나를 숙이는 것이고, 내 안의 힘을 기르는 것이고, 내 안에서 나를 지키는 행위이다. 나는 '절 명상 요법'에 대해 그런 확신을 가지고 있으며, 많은 이들이 이 '절 명상 요법'을 통해 건강을 회복하기를 바란다.

나는 교직생활의 마지막을 대안학교에서 학교폭력 등 징계를 받은 학생들, 학교를 외면한 위기 아이들과 3년 동안 함께 기숙하면서 상담, 마음공부, 명상, 절 운동 등을 지도하다가 정년퇴임하고, 지금은 산 속 움막집에서 자연과 더불어 마음을 닦으며 살고 있다.

2016. 가을 김영효

| 프롤로그
왜 절을 해야 하는가?

절을 권했을 때, 운동이나 명상으로 이해하지 못하는 사람들도 많이 있다. 몇 년 전 KBS 방송 〈생로병사의 비밀〉에서 운동의 효과와 더불어 뇌(좌뇌)에 영향을 준다고 밝혔다. 뇌를 영상으로 촬영해보니 뇌피질 두께가 명상을 오래한 사람들 뇌와 비슷하게 나타났으며, 잠잘 때보다 알파파가 많이 나왔다고 했다. 또 절을 하면 상체는 화기가 내려가서 차가워지고 하체는 따뜻해지는 것으로 나타났다.

SBS 스페셜 〈0.2평의 기적〉에서도 스트레스, 불면증, 혈당, 우울증, 행동장애, 비만 해소에 효과가 있다고 밝혔다.

간단히 그 이치를 설명해보면 머리부터 발끝까지 신체의 모든 기관을 사용하며, 신체의 좌우를 똑같이 움직여 주기 때문에 몸의 균형과 조화를 이롭게 하며, 절을 하는 동안 호흡과 땀을 통해 몸 안의 나쁜 기운이 빠져나가고 경직된 근육과 신경계가 이완된다. 또 한편으로 부교감 신경계를 활성화시켜서 교감 신경의 흥분을 조절하여 분노나 울화를 풀어줄 수 있다. 더불어 복식호흡을 병행해서

한다면 짧은 시간 동안 심신의 안정과 건강에 도움을 줄 수 있다.

운동 효과 면에서도 절 운동은 걷기 운동과 같이 다리 근육에 많은 영향을 주고, 절을 10분간 실시하면 약 90kcal 정도의 열량이 소비되는 것을 보면 이는 조깅하는 것과 비슷한 수치이다. 다른 보통 스포츠와는 달리 활성 산소 발생을 줄이는 저강도 유산소 운동이다.

절을 하는 것은 대상보다 나를 낮추는 행위이다. 내가 더 낮은 곳에서, 더욱 겸손한 마음으로 상대를 공경하는 마음이다. 나를 낮춰서 바라보면, 오만이 사라지고, 자기중심적인 사고에서 벗어날 수 있으며, 상대를 존중하게 된다. 따라서 마음에서 우러난 절을 하게 되면 어지간한 화도 사라진다.

그 뿐만 아니라, 절은 온몸 운동이기 때문에 전신의 근육을 모두 사용하게 된다. 신체의 특정 부위만을 쓰는 운동의 경우에는 그 부위만을 과도하게 발달하게 하거나, 어느 부위를 과도하게 사용한 나머지 탈이 나게 된다. 이른바 몸의 균형을 깨뜨리는 경우가 많은 것이다.

하지만 절은 온몸의 근육과 신경을 사용하고, 정신까지 담아야 하기에 육체와 정신의 건강을 기할 수 있는 '완전 운동'인 것이다. 그리고 절은 반듯한 자세를 취해야 하기에 비틀리기 쉬운 몸의 균형(신체의 좌우 균형, 몸과 마음의 균형 등)을 찾아주는 회복 운동이기도 하다.

'절'을 하면 건강해지고, '절'을 하면 행복해진다. '절'을 하면 모든 관계가 원만해지고, '절'을 하면 가정의 평화와 행복이 증진된다. 누군가를 미워하는 사람이 있다면, 그 사람의 똥구멍을 향해 '절'을 해보라. 마음으로 절을 해보라. 그리하면 틀림없이 자기 자신의 보잘것없음을 보게 될 것이고, 상대의 좋은 점이 돋보일 것이다.

또한 절을 통해 건강을 찾았다는 사례는 수도 없이 많다. 절은 몸을 건강하게 하고, 마음까지 닦는 최고의 운동이다. 비용이 전혀 들지 않으며, 특별한 기술이나 숙련도를 필요로 하지 않으면서도 완벽하게 건강을 지키고, 잃어버린 건강 또한 찾을 수 있는 최고의 운동인 것이다.

~~~

이 책에서 소개하는 절은 일반 절과는 좀 다른 요소들이 많다. 다른 절보다 동작을 완만하게 하여 중심선 이동이 매우 세밀하고, 더 많은 근육군이 사용되게 하였으며 호흡은 유연하고 길게(날숨) 하여 몸 이완이 쉽게 하였다.

따라서 보통 사람들이 알고 있는 절에 비해 훨씬 많은 집중도를 요구한다. 만약 절을 하다가 잡념에 빠지면, '절 운동' 도중 엉덩방아를 찧거나 비틀거리게 되니 정신집중 효과가 크다.

예를 든다면 무릎을 굽히는 과정인 무릎 굴신은 무릎의 힘이 아니라 다리 전체의 모든 근육, 특히 고관절 뿌리 쪽에 자리한 무릎 모음근을 사용하게 한다. 사용이 익숙한 무릎 근육(힘을 많이 쓰는 주동근)을 억지로 사용하려 한다면 도리어 더 힘이 들어 기본 20~30분 절 시간을 다 못 채우고 포기하게 된다. 자주 쓰이지 않는 가늘고 세밀한 작은 근육들이 모두 활동을 하게 하고, 기운의 흐름에 몸을 맡길수록 힘은 덜 든다. 기운의 흐름은 아랫배(단전)에서 출발하여 아랫배에서 마친다.

이 절의 특징은 속도가 느리다는 것이다. 절을 횟수로 하는 것이 아니라 필요에 따라 시간을 조절하면서 하는 것인데 숙달될수록 점차 절을 하는 속도를 늦출 수 있다. 1배를 하는 데 보통 절은 10여 초 정도 소요되지만, 이 절의 경우에는 초보자가 1분 정도 걸리고, 숙련이 될수록 절에 소요되는 시간을 늘여간다는 데 특징이 있다. 보통은 대략 1분 정도에서 시작하여 길게는 5분 이상까지 늘려간다. 동작을 천천히 한다는 것은 고도의 집중력과 충분하게 세밀한 근육까지 작동시켜 절의 효과를 더욱 높인다. 필요에 따라 자신이 시간을 정해 단 1배를 하더라도 절 운동(명상)의 효과를 보는 것이다.

건강상의 문제나 근력이 약한 노약자들에게는 더 쉬운 단계에서 할 수 있도록 하지만, 이는 개인별 맞춤형으로 처방하여 쉬운 단계로부터 출발할 수 있다. 예를 들어 무릎이 심히 불편한 사람은 무릎보다 손을 먼저 바닥에 집는 방법으로 시작하는 것이다.

~~~

여기에서 소개하는 절은 사실 '절 명상'이라 부를 수도 있다. 왜냐하면 단순히 육체를 부리는 데서 멈추는 것이 아니라, 정신 집중까지 요구하는 '절'이기 때문이다.

절 명상의 첫 단계는 동작에 집중하는 것이다. 다른 절과 달리 동작을 완만하게 구성하는 이유는 집중력을 쉽게 하기 위해서이다. 동작이 완만하다는 것은 자전거를 배울 때 천천히 가는 것이 빨리 갈 때보다 중심 잡기가 훨씬 어려운 것처럼, 절은 몸의 균형을 잡아야 하는 것이라 동작을 천천히 하려면 그냥 절을 할 때보다 훨씬 더 높은 집중을 하게 된다.

이 '절 명상 요법'을 개발하게 된 데에는 배경이 있다. 학교 부적응 학생들을 위한 대안학교를 개교하면서 아이들이 잘못된 행동을 했을 때, 어떻게 해야 하나? 행복한 벌은 없을까? 하는 고민에서 출발하였다.

과거 학창 시절을 회상해보면 교무실에 불려가서 대부분 교사의 권위에 눌려 "잘못했습니다." 라고 하지만 정작 마음속으로는 승복한 적이 별로 없었다. 그렇다면 학생은 변하지 않고 겉으로만 잘못을 시인한 꼴이라 교육은 교사의 의도대로 일어나지 않은 것이다.

학생들이 수긍하고 인정하는 벌은 과연 없는 것인가? 하는 출발점에서 마음공부를 '사제동행'에 넣었으며, 아이들이 벌을 받을 때 교사도 함께하는 방법을 선택하였다. 이 절은 그 '사제동행' 규정 중 하나이며 절 방법은 필자가 15년 동안 절 수련을 한 경험을 토대로 만들어진 것이다. 개교 2년째부터는 벌칙을 받는 아이들뿐 아니라 해당되지 않는 희망자도 함께했다. 매일 아침 식사 전 30분 동안 2~4명의 교사들이 '명상실'에서 절 수련을 하면서 아이들이 함께하는 형태로 운영했다. 폭력적이며 성미가 급하거나 집중력이 부족하고 잡념이 많은 아이들일수록 이 절을 두려워(?) 한다. 조금이라도 헛생각에 빠지면 엉덩방아를 찧거나 비틀거리고 숨이 거칠어지니 자신의 속내가 다 들여다보이는 것 같으니까, 어떤 아이는 경이롭게 생각하기도 한다. 복도를 쿵쿵거리며 뛰어오다가도 절하는 명상실 주변에서는 조용히 까치발을 딛고 지나가는 아이들을 많이 본다. 그 천방지축인 아이들이…….

 이 학교에서는 교칙이 따로 없고 '사제동행'이라는 학생, 학부모, 교사가 함께 정하는 규칙이 있다. 아이들 숫자가 어른들 숫자보다 항상 많기 때문에 아이들이 의견을 모아 오면 거의 그대로 결정된다.

 배공(拜功)은 절을 하면서 수련하는 공법이다. 절은 무릎의 슬개골과 이마의 성문골을 단련시켜주고 동시에 겸양의 덕을 길러주는 중요한 수련법이다. 우리 민족은 고조선 때부터 배공을 중요한 수련법으로 해왔음이 '환단고기' 등에 나타나 있다.

 불가, 도가, 유가에도 절 수련이 있고, 전통무예인 기천에서도 단배공이라는 절 수련이 있다.

목차

머리말 | 문제는 건강이다 …4

프롤로그 | 왜 절을 해야 하는가? …6

1부 │ 절 명상 방법
절 동작 속에 들어있는 중요한 신체 요소   …16
1단계 — 바로서기   …18
2단계 — 바로 앉기   …25
3단계 — 몸 밖으로 밀고 엎드리기   …28
4단계 — 몸 일으키기   …35
5단계 — 무릎 끌어당기기   …39
6단계 — 일어서기   …48

2부 │ 몸에 대한 이해
인간의 진화와 신체의 진화   …66
질병이 오는 것   …67
몸의 구조와 자세의 관계   …68
균형이 흐트러져 있다는 것은?   …71
변해가는 인간의 몸과 병   …73

3부 | 신체 활동

신체 활동을 한다는 것은?	···78
통증이 병을 예방한다	···78
소극적 건강과 적극적 건강	···80
보행기를 버려라!	···81
건강은 내 안에 있고 가까이 있다	···83
운동과 스트레스	···85
운동선수들의 수명	···86
날씨와 관계없이 실내생활 시간이 많아졌다	···87

4부 | 질병과 신체 활동

몸의 효율과 비효율	···90
근육은 명령이 있어야만 움직인다	···91
적당한 운동	···94
수술과 걷기 운동	···95
심장질환	···95
관절염 환자는 운동을 하면 안 된다?	···96
암과 운동	···97
암을 예방하는 방법	···99
누구나 가질 수 있는 건강	···100
50세가 되면?	···102

부록 | 절 명상 체험담

1부

절 명상 방법

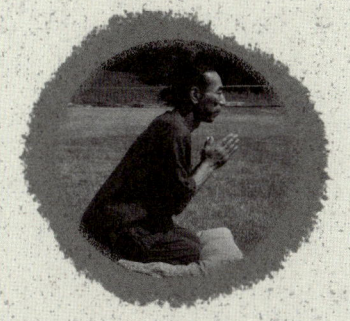

절 동작 속에 들어있는 중요한 신체 요소

하나 : 척추는 늘어나야 산다(평소 중력에 짓눌려 있는 것을 해방시키자)

네발 달린 동물들이 뛰어가는 것을 자세히 관찰해보면 치타와 같은 고양이과 동물들은 척추가 마치 고무줄처럼 늘어났다 줄어들었다 하면서 엄청난 속도로 사냥을 한다. 또 초식동물 대부분은 등이 둥그렇게 말렸다가 쭉 펴지면서 달려간다. 이처럼 동물들은 척추의 유연성을 최대로 이용하며 산다.

하지만 같은 구조를 가진 인간은 직립하면서 이 기능이 퇴화되었다. 척추 건강은 바로 여기에 답이 있다. 절 동작 속에 웅크리고 펴고 늘이는 동작을 적극적으로 하여 척추 건강을 회복하자. 필자도 척추디스크를 웅크리고 펴고, 늘이는 동작으로 바로잡을 수 있었다.

둘 : 발목과 무릎을 정렬시켜라

일어서는 동작에서 무릎 앞쪽 근육(대퇴 사두근)을 사용하면 균형 잡기가 매우 불안정하다. 무릎 관절의 속성상 점프를 하는 등의 짧은 시간 힘을 모으기는 쉽지만, 조금 시간이 지체되면 불안정한 특성 때문이다. 다리 전체의 근육, 특히 고관절 뿌리 부근의 근육이 힘을 받쳐주고 무릎과 발목 등이 몸 중앙으로 모아져 수직으로 정렬되어야 모음근이 작동되어 신체 중심이 제대로 서 일어서는데 어려움이 덜어진다. 중심으로 모아져 수직선상에 있지 않다면 휘어진 막대로 물건을 받치고 있는 형상이 되어 무릎이 힘들어진다.

셋 : 다리 전체 근육을 살린다

허리 아치가 살아있어야 다리 뒤쪽 근육들(대퇴이두근)과 다리 전체의 근육들이 힘을 쓴다. 허리 아치가 죽어 등이 굽어지면 그 하중은 고스란히 무릎 관절 부위로 가기 때문에 불안정해질 수밖에 없다.

대퇴이두근은 사람 신체 근육 중에 가장 큰 덩치를 가지고 있지만 직립해 사는 탓으로 이 근육들은 대부분 퇴화되어 있다. 달리는 말의 뒷다리를 잘 보면 이 근육들이 잘 드러난다. 사람을 태우고도 시속 60km를 달리는 힘의 원천이다.

넷 : 어깨 결림을 해소한다

고개를 바로 세워 경추에 부담을 줄이고 어깨는 이완시킨다.

허리를 펴고 고개를 들고 몸을 앞으로 밀어가면 경추는 저절로 펴진다. 따라서 어깨 근육도 쉽게 이완된다.

다섯 : 고관절의 뒤틀림을 바로 잡는다

앞으로 밀어내듯 엎드리기에서 발뒤꿈치와 엉덩이를 붙이고 몸을 앞으로 최대한 밀어내면 고관절을 자극하게 된다.

여섯 : 발가락의 기능을 살린다

발가락은 젖혀지고 부챗살처럼 펼쳐져야 한다. 무릎을 내리고 들어올릴 때 정확한 자세를 취하면 발가락이 평소와는 다르게 많은 활동을 하게 되어 잃었던 기능을 찾게 된다. 어린 아이들의 발가락을 잘 들여다보면 마치 손가락처럼 펴고 젖히기를 마음대로 하는 것을 볼 수 있다. 성장하면서 우리는 이 기능을 잃은 것이다.

일곱 : 복압 운동을 한다

아래 복부(단전)는 수축하여 압력을 받게 한다. 호흡뿐만 아니라 몸 앞으로 밀어내기와 상체 들어올리기, 무릎 오르내리는 동작에 적극적인 복압 운동이 들어있다.

여덟 : 신체 중심선을 잡는다

몸 전체 중심의 수직선(백회, 회음, 용천)을 바로잡아 간다. 신체 중심이 바르지 못하면 많은 질병(통증)의 원인이 된다.

백회혈(百會穴) : 두 귀의 맨 위와 머리 앞뒤의 정중앙선이 교차하는 지점
회음혈(會陰穴) : 두 음부(생식기와 항문) 중간 부위
용천혈(湧泉穴) : 발바닥 중앙(2번째와 세 번째 발가락 사이)선과 발의 볼 교차선

1단계 — 바로서기

온 몸을 바르게 세운다.
손의 모양은 합장한 상태로 가슴 앞에 둔다.

천천히 무릎을 꺾어 쪼그려 앉는다

이 책에서 소개하는 '절 명상 요법'은 일반 절과는 좀 다른 요소들이 많다. 다른 절보다 동작을 완만하게 하여 중심선 이동이 매우

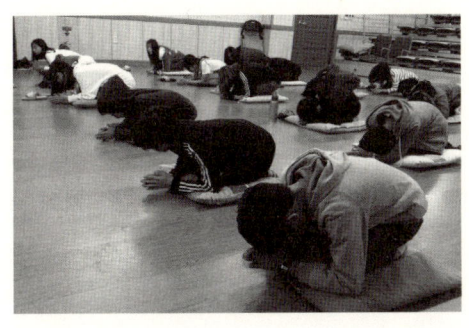 세밀하고, 더 많은 근육군이 사용되게 하였으며 호흡은 유연하고 길게(날숨) 하여 몸 이완이 쉽게 하였다. 또 한편으로는 잡념이 들면 절 도중 엉덩방아를 찧거나 비틀거리게 되니 정신집중 효과가 크다.

 무릎 굴신은 무릎에 힘이 아니라 다리 전체의 모든 근육, 특히 고관절 뿌리 쪽에 자리한 무릎 모음근을 사용하게 한다. 사용이 익숙한 무릎 근육(힘을 많이 쓰는 주동근)을 억지로 사용하려 한다면 도리어 더 힘이 들어 기본 20~30분 절 시간을 다 못 채우고 포기하게 된다. 자주 쓰이지 않는 가늘고 세밀한 작은 근육들이 모두 활동을 하게 하고, 기운의 흐름에 몸을 맡길수록 힘은 덜 든다. 기운의 흐름은 아랫배에서 출발하여 아랫배에서 마친다.

 절을 하는 과정에서 되도록이면 동작을 천천히 해야 한다. 동작을 천천히 한다는 것은 고도의 집중력과 충분하게 세밀한 근육까지 작동시켜 절의 효과를 더욱 높인다. 필요에 따라 자신이 시간을 정해 단 1배를 하더라도 절 운동(명상)의 효과를 보는 것이다. 건강상의 문제나 근력이 약한 노약자들에게는 더 쉬운 단계에서 할 수 있도록 하지만 이는 개인별 맞춤형으로 처방하여 쉬운 단계로부터 출발할 수 있다. 예를 들어 무릎이 심히 불편한 사람은 무릎보다 손을 먼저 바닥에 짚는 방법으로 시작하는 것이다.

 절 명상의 첫 단계는 동작에 집중하는 것이다. 다른 절과 달리 동작을 완만하게 구성하는 이유는 집중력을 쉽게 하기 위해서이다. 동작이 완만하다는 것은 자전거를 배울 때 천천히 가는 것이 빨리 갈 때보다 중심 잡기가 훨씬 어려운 것처럼 절은 몸의 균형을 잡아야 하는 것이라 동작을 천천히 하려면 그냥 절을 할 때보다 훨씬 더 높은 집중을 하게 된다.

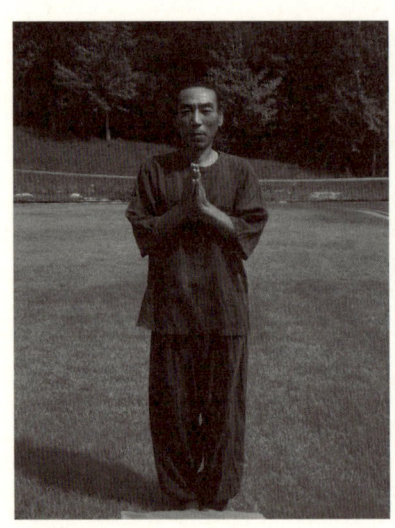 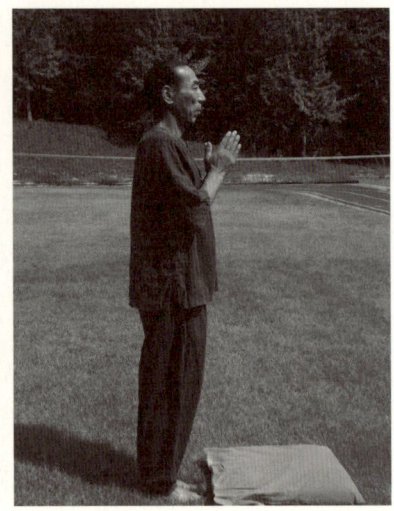

바로 서기

똑바로 서기는 뼈와 근육을 안정되게 한다. 아랫배(단전)에 힘을 주고 괄약근을 닫는다. 두발과 무릎은 붙이고 양팔은 겨드랑이에 가볍게 댄다. 합장한 손가락은 벌어지지 않게 하고 손목이 명치 위로 올라가지 않게 한다.

살펴보기

눈을 조용히 감고 자신의 체중이 발바닥 어디에 있는지를 확인한다. 정확한 몸 중심은 발바닥 볼(엄지와 세끼 발가락 뿌리 선을 연결한 발의 가장 넓은 부분 그 중앙에 용천혈)에 있어야 한다. 머리의 중앙(백회혈)과 발바닥 용천혈이 직선에 오도록 한다. 이 중심선이 다른 곳에 있는 경우 요통 등이 올 수 있다. 용천혈은 인체 모든 혈의 출발점이다.

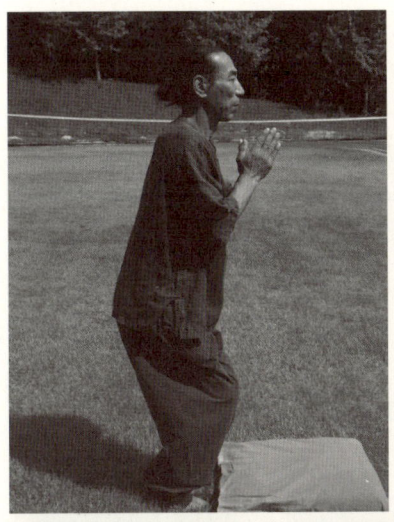
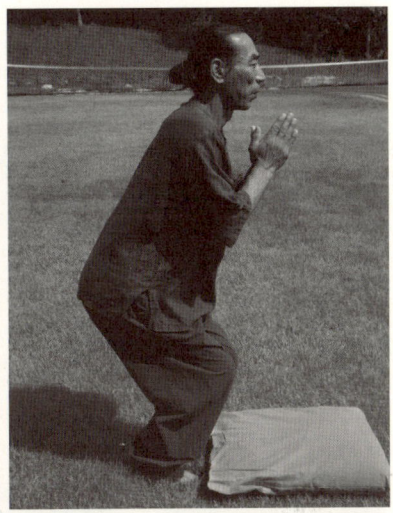
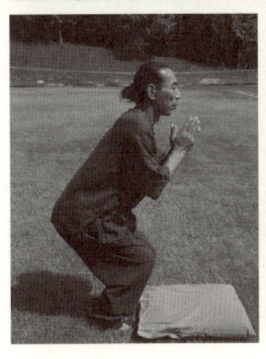
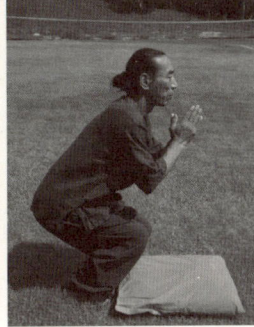
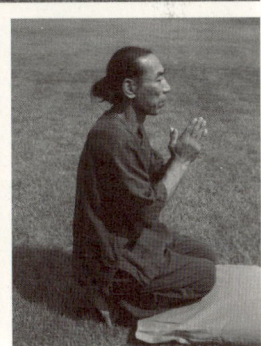

무릎 굽히기

- 무릎을 굽힐 때 주의해야 할 것은 몸의 중심선을 흐트러뜨리지 않아야 한다는 것이다. 또한 허리의 아치(요추와 엉덩이 연결선이 S자 모양)를 유지해야 한다.
- 엉덩이는 뒤로 빼고 배는 앞으로 내민다. 머리와 발 중심선을 가능한 수직선상에 둔다(머리 백회혈과 발 용천혈). 중력의 힘에 몸을 맡긴다는 기분으로 천천히 내려간다.
- 무릎 굽히는 중간에 상체와 하체의 힘이 맞부딪치는 지점을 발견할 수 있을 것인데 그 때에도 마찬가지다.
- 호흡은 들숨(2~3초)으로 시작하여 날숨(6~10초 이상)으로 이어진다.

몸에 대한 이해

인간의 몸은 아직 우리가 원하는 만큼 진화하지 못했다.
우리 몸의 구조가 네발로 기도록 만들어진 구조라는 걸 잊고 산다.
네발로 나누어야 할 하중을 두 발이 지탱함으로 필연적으로 오는 다리와 허리의 부담, 내장 기관의 고통, 자세의 중요성 등을 정확히 알아야 한다.
내장 기능이나 뼈가 제 기능을 다하기 위해서는 도움이 필요하다는 사실에 대해서는 거의 관심을 두지 않는다.
더구나 자율신경계는 우리 의지와는 별도로 움직이는데, 그에 대한 배려는 어떻게 해야 하는가? 의지와는 별도로 움직이지만 정신적인 영향을 받고 또 신체를 효율적으로 움직여야 간접적이지만 자율신경계에 활기를 불어 넣을 수 있다.

노화에 대한 이해

몸을 쓰지 않으면 퇴화한다는 사실은 누구나 알고 있지만 내가 하고 있는 신체 활동이 나의 건강과 노화예방에 얼마나 보탬이 되는지 깊게 고민해 본 사람은 드물 것이다. 가시적으로 병이 침범해 와서 고통을 받을 때야 비로소 후회하고 노력을 시작한다. 누구나 신체 활동을 많게 또는 적게 하고 있다.
하지만 신체 활동을 한다고 해서 운동을 제대로 하고 있다고 말할 수 없다. 우리 몸에는 골격근 400여 개와 심근, 내장근을 합쳐 200여 개 도합 650여 개의 근육들이 있다. 우리 의지와 별로 상관없이 움직이는 심근과 내장근을 제외한 골격근 400여 개를 우리는 일상에서 얼마나 쓰고 살고 있는가? 운동이 부족한 대부분 사람들이 나이가 들면서 운동 부족으로 인한 소위 성인병에 시달리는 사람들을 보면 50~60% 정도 근육군을 사용하고 있다. 신체 활동을 많이 하는 사람조차도 적게는 60%에서 많게는 80% 정도의 근육을 쓴다. 별로 쓰지 않는 나머지 근육은 일찍이 퇴화해 버리고 마는데 이 퇴화하는 근육들이 문제가 되는 것이다.

다시 말하자면 쓰는 근육과 안 쓰는 근육의 부조화로 나타나는 병증이 매우 많다는 것인데, 이는 안 쓰는 근육들의 혈액순환이나 신경계의 활동 부진이 순환계 작동을 둔화시켜 노화의 원인인 순환계 질병을 가져오기 때문이다. 동작을 천천히 하고 한편으로 세밀하게 움직이면 평소 주동근(주로 힘을 강하게 쓰는 근육)에 가려 움직이지 않았던 작은 근육들이 자연스럽게 작동된다. 큰 강보다 먼저 작은 도랑물이 먼저 마르는 자연의 이치로 생각하면 이해가 쉬울 것이다(나이 들면 손, 발이 먼저 차가와 지고 신체의 섬세한 부분들이 잘 작동이 되지 않는 것이 그 이유이다). 또 일정 부위를 집중적으로 많이 써서 그 부위의 기능이 떨어지거나 손상이 되어서 나타나는 병증도 있다. 운동(주로 서양 스포츠)을 오래한 사람들은 대부분 관절이나 근육 손상으로 인한 후유증을 앓고 있는 것이다. 또 무분별하고 과도한 운동으로 인하여 몸에 해로운 활성산소를 발생시켜 세포를 파괴하여 도리어 운동으로 인하여 노화를 촉진시키는 결과도 가져오는 경우도 많이 있다.

절은 전신 운동이다

작은 근육(세밀한 근육)은 그 특성상 빠르고 강하게 움직일 때보다 천천히 움직여야 쉽게 작동이 된다. 반대로 주동근은 강하거나 빨리 일을 할 수 있게 설계되어 있다.

절은 전신 운동이다. 그러므로 많은 근육과 뼈에 자극을 주며 또 동작을 완만하게 하는 이유는 더 많은 세밀한 근육을 사용하기 위함이다. 세밀한 근육 사용은 순환기계 활동이 전신에 고루 미치도록 해주는 촉매제 역할을 한다. 동작을 천천히 해보면서 몸을 들여다보면 이해가 쉬울 것이다.

서양 스포츠는 우리 몸의 구조에 맞지 않은 동작들이 많이 포함되어 있다. 우리 몸에 있는 187개의 관절들은 접어지는 구조와 돌리는 회전 구조로 이루어져 있는데 반해, 서양 스포츠는 밖으로 뿌리치거나 한쪽 방향에 치우쳐 있는 경우가 많기 때문이다.

동양식 운동과 서양식운동의 중요한 차이는 어디에서 오는가? 서양식 운동은 주로 힘을 길러 밖으로 뻗어내는 그 기본 바탕이 공격적인 파괴 중심의 형태이다. 이는 서양식 운동의 뿌리가 대부분 전쟁 중심의 무술에 그 바탕을 두고 있기 때문이다. 반면에 동양 운동은 무술과 함께 의식과 호흡을 조절하는 정신적인 부분을 조화시킨 운동 방식을 택했다. 모양에서도 서양식 운동이 주로 직선적인 것과는 달리 동양식 운동은 곡선이고 자연스러운 형태를 보인다. 그 바탕이 서양은 '신체를 단련한다.'이고 동양은 '심신을 수련한다.'는 기본 출발에서의 생각이 다름을 알 수 있다.

뼈는 혼자서 움직이지 못한다. 근육들이 활동을 해야 비로소 움직인다. 뼈를 부여잡고 지탱하고 있는 근육의 형태는 매우 다양하여 우리 신체는 수많은 다양한 동작을 수행한다. 근육들이 어떻게 움직여주느냐에 따라 뼈가 편하기도 하고 고통받기도 한다. 동작에 따라 뼈를 제자리로 돌려놓기도 하고 반대로 이탈하여 질병을 일으키게 되는 것이다.

여성의 수명이 더 긴 이유

남성은 동작이 거칠고 투박하다. 반면에 여성은 부드럽고 섬세하다. 즉 남성은 주동근을 주로 사용하고 여성은 세밀한 근육 사용이 더 많은 것이다. 여성이 남성보다 노화가 더디고 수명이 10년 정도 더 긴 이유이다.

2단계 — 바로 앉기

천천히 무릎을 꿇어앉은 다음,
무릎을 방석 위에 살포시 내려놓는다.

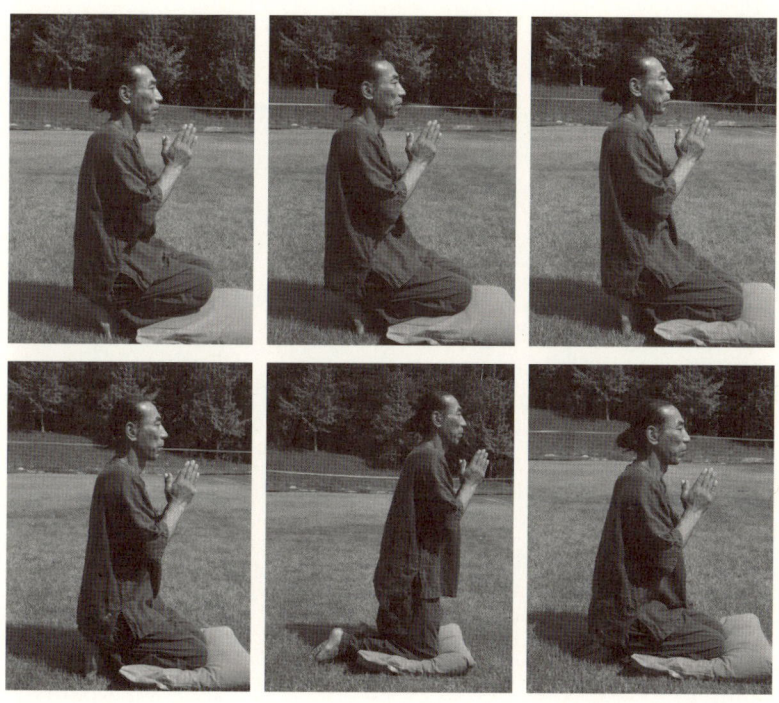

바로 앉기

무릎이 방석에 뚝 떨어지지 않게 단전에 힘을 주어 가능한 천천히 내린다. 이때 상체가 무릎 내리는 힘으로 앞으로 숙여져서는 안 된다. 발의 모양은 엄지발가락은 붙이고 발뒤꿈치는 벌려 역삼각형이 되게 한 다음, 엉덩이를 발뒤꿈치에 올려놓는다. 발 모양이 역삼각형이 되게 하여 세끼발가락까지 최대한 젖혀지게 한다.

무릎 내릴 때 요점

들숨을 아랫배(단전)로 들이마셔서 모은 다음, 그 힘으로 태엽을 풀듯이 무릎을 천천히 방석으로 내린다. 이때 상체 중심이 무너져 앞으로 기울어지지 않아야 한다. 무릎을 내리는 동안 날숨이다. 복압(복부 압력) 운동과 더불어 횡경막을 아래로 잡아당겨 내장 기관들의 활동을 도와주는 중요한 동작이다. 단전호흡이 되면서 복압 운동이 된다.

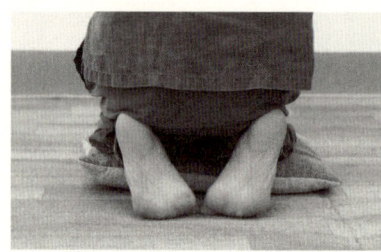 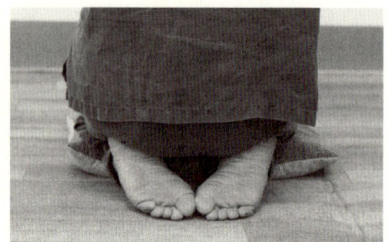

뼈도 자극이 있어야 산다

뼈도 움직이지 않으면 쉽게 약해진다는 사실을 많은 사람들은 무시하고 산다. 쓰지 않고 가만히 두었을 때와 이를 회복하는 데, 얼마나 걸리는가? 실험을 해봤더니, 20시간을 침대에 누워 지낸 후 빠져나간 골질을 보충하는 데 최소한의 운동으로 4시간을 걸어야 골질양이 보충되더라는 것이다. 뼈를 다쳐 깁스를 해본 사람은 이를 경험해봤을 것이다, 깁스를 풀어보면 자신의 근육과 뼈가 가늘어져 있는 것을 발견할 수 있다. 결국 쓰지 않으면 뼈도 쉽게 죽어가는 결과로 이어진다.

작은 거인, 발바닥과 발가락

발바닥 면적은 몸 전체적인 면에서 보면 아주 작은 부분에 불과하지만 하는 일은 엄청난 일을 한다. 먼저 몸무게를 지탱하고, 똑바로 서고, 걷고, 뛸 수 있는 모든 일을 발바닥에서 시작한다. 발바닥이 작은 면적으로 이런 큰 일을 할 수 있는 이유는 무엇일까? 여러 역할을 나누어 할 수 있는 몇 가지 구조적 특성에서 비롯된다.

첫째는 두 개의 홈(아치)을 가지고 있다. 하나는 발바닥 중앙에 위치한 홈이며 또 하나는 발바닥과 발가락을 잇는 경계에 작은 홈을 가지고 있다(이 홈들은 충격을 흡수하는 가장 중요한 장치이다).

둘째는 발목 부위에서 부챗살처럼 펼쳐진 발가락의 구조로 여러 방향의 움직임을 소화할 수 있는 구조이다.

셋째는 굽히고 젖혀질 수 있는 구조로 체중의 부담을 줄이며 지탱할 수 있도록 되어 있다(대부분의 사람들은 엄지발가락을 제외한 나머지 발가락 세 마디 중 두 마디가 아주 자연스럽게 위로 젖혀질 수 있음을 잘 알지 못한다).

이런 몇 가지 특성으로 발은 엄청난 힘과 유연성을 가질 수 있지만 이 기능이 제대로 유지되도록 배려해주지 못하면 발은 쉽게 피로해져서 움직임을 싫어하게 된다. 사회 전체가 건강에 대한 관심이 높아지고 걷기가 좋다는 인식이 확산되면서 걷기 등 운동을 하는 인구가 급속히 늘어나고 있다. 하지만 기본 운동인 걷기를 하는 사람들 상당수가 발에 통증을 느낀다고 호소한다. 처음 운동을 시작하는 얼마간은 그동안의 운동 부족으로 올 수는 있지만, 통증이 지속적으로 계속된다면 일차적으로 착지의 문제를 고민해 봐야 한다. 발이 땅에 닿는 방식, 충격을 효율적으로 분산시키고 있는지, 무게를 견디고 발전체에 고루 분산시키고 있는지 등의 발의 기능이 정상적으로 이루어지고 있는지를 확인해야 한다. 그래야 발을 내 딛을 때 최소한의 충격을 피할 수 없다. 그럼 점에서 볼 때 절 운동은 발이 지면에서 떨어지지 않으니 충격에 대한 부담이 없는 좋은 운동이라 할 수 있겠다.

3단계 – 몸 밖으로 밀고 엎드리기

발등이 바닥에 닿도록 펴고 두 손을 풀어 지면에 미끄러지듯이 밀고 나가게 한다. 이마를 바닥에 닿게 하고 팔꿈치와 손목이 기역자로 꺾이게 한 다음 손바닥을 뒤집는다.

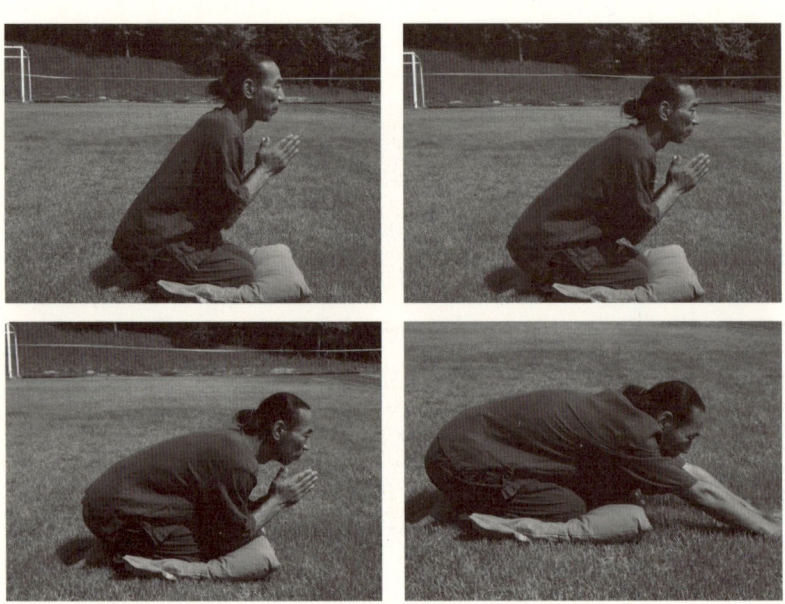

몸 앞으로 밀기

발등을 방석 위로 펴 내리는데, 발 모양이 엄지발가락은 서로 닿고 뒤꿈치는 벌어지는 역삼각형 모양이 되어 발뒤꿈치가 골반 바깥쪽 홈에 편안이 얹힐 수 있게 해야 발뒤꿈치와 엉덩이가 완전 밀착이 된다. 엉덩이와 발뒤꿈치가 떨어지지 않게 하면서 몸은 바닥에 미끄러지듯이 엎드린다. 가슴과 배가 방바닥에 미끄럼을 타는 기분으로 약간 앞으로 내밀며 엎드린다. 몸이 이완이 잘되는 사람은 방바닥에 코

끝이나 입이 닿게 된다. 엉덩이는 뒤로, 상체는 머리 방향으로 늘임으로 등 뒤 근육을 이완시켜 척추를 편안하게 만든다. 이때 호흡은 발등을 바닥에 펼 때 들숨이고, 몸을 앞으로 밀어 낼 때 날숨이다.

손목과 팔꿈치 꺾기

손목과 팔꿈치는 90정도 꺾이도록 한다. 이때 손가락은 사이가 벌어지지 않아야 하며 팔꿈치도 몸통에 붙인 다음 손바닥을 하늘을 향해 뒤집는다. 동작과 숨을 3초 정도 잠시 멈추고 전신에 힘을 완전히 뺀다. 그 자세대로 잠을 잘 수 있을 정도라면 더욱 좋다. 이때 숨은 앞으로 몸을 밀어낼 때 날숨이 그대로 이어진다.
팔꿈치 위치가 정확하고 어깨가 충분히 이완되어야 동작이 제대로 된다.

척추나 고관절의 상태를 안다

척추나 어깨에 문제가 있는 경우 뻗는 두 손의 위치가 다르거나, 어깨나 척추 근육 등에 통증이 오는 경우도 있으며, 고관절 변형 경우도 묵직한 통증을 느낀다. 무릎 내리기를 할 때와 마찬가지로 복압 운동을 하게 하는 동작인데 상체를 길게 늘이는 동작에서 내쉬는 호흡이 길게 늘어지고 일상에서 굳어지기 쉬운 어깨를 이완시키는 효과를 함께 얻는다. 약간의 통증을 유발하는 것은 도리어 경직된 근육이 풀리면서 오는 현상이므로 그대로 받아들이면 된다.

절을 할 때 혀는 입천장 잇몸에 가볍게 붙이고 입술은 가볍게 다문다. 얼굴의 모든 근육은 느슨하게 하고 얼굴에 미소를 머금는다. 옥침은 질병 치료에 탁월한 효과를 보이기 때문에 자연 치유 능력 핵심 중 하나다. 배속에 삼키면 전신에 분포되어 거병, 건신, 인체 자양에 매우 좋은 효과를 본다. 절을 할 때 날숨을 잘 이용하면 옥침을 쉽게 얻을 수 있다. 여기서 옥침이라 함은 입에 고이는 묽은

침을 말한다. 앞에서 설명한 엎드린 자세를 잘했을 때도 잘 나온다. 침이 분비되게 작용하는 혈을 현응(해천혈)으로 불리는데, 혀 아래와 혀 줄기 사이 중심에 위치한다.

비만 해소와 심리 상태

체중 조절의 핵심은 소화기 계통의 활동을 효과적으로 균형을 잡아 주는 것부터 출발을 해야 한다. 그러므로 심리 상태가 마음이 편하고 안정된 상태의 운동으로 이끌어야 한다.

마음이 편하고 안정되어 있을 때는 뇌의 활동이 집중력, 기억력, 창의력 등을 이끌어낸다. 반면에 같은 운동이라 하더라도 긴장한 상태의 급박한 변화의 운동은 소화기 계통의 활동을 불안정하게 만들뿐 아니라 면역 기능을 약화시키고 호르몬 생성의 균형을 깨트려 육체적, 정신적 질병에 쉽게 걸리게 만들기 때문이다.

명상을 하면 젊어지고 건강해진다

명상의 효과를 과학적으로 실증한 연구에 미국의 로버트, 키드, 월레스 등의 연구자들이 명상을 하는 사람과 하지 않는 사람들을 눈, 귀, 감각, 혈압 등을 측정해 비교해보았다. 명상을 한 일이 없는 사람의 생리 연령은 실제 연령보다 2.6세가 젊었을 뿐이고 명상을 시작하고서 5년 미만인 사람은 5세나 젊었다. 한편 5년 이상인 사람은 12세나 젊어져 있었다.

노화의 생화학적 지표로 혈청 속의 DHEA를 보면 20대 중반을 정점으로 나이와 더불어 서서히 저하되어 70대, 80대가 되면 80%가 저하된다.

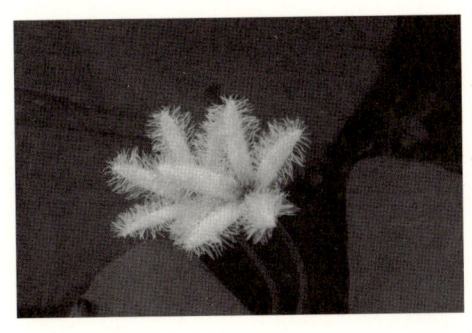 명상을 하는 사람들은 이 DHEA가 일반인들에 비해 저하 속도가 훨씬 늦춰지는 실험 결과가 보고되어 있다. 어깨결림, 귀울음, 불면증에 역시 효과를 보이는 것도 근육의 피로 긴장도를 낮추고 혈액 순환을 도와줘 심신을 편안하게 한 결과이다. 고혈압으로 불편을 겪는 사람들 70%는 심인성 스트레스로 인한 것인데, 명상을 통해 스트레스를 해소하게 되는 결과 혈압이 내려가고 콜레스테롤 값도 내려가게 된다.

명상이 끝난 다음에 심신이 상쾌하게 느껴지는 것은 물론이고 모든 감각 지각 능력들이 더 예민해지는 것을 경험한다. 이렇게 지각에 변화가 일어나면 외계를 감지하는 감수성이 높아져 평소에 흐릿하게 보이던 것들이 선명하게 보이게 되는 것이다. 미국의 하버드대학 교수 허버트 벤슨 박사는 명상을 하는 사람들의 혈액 속의 유산의 농도를 측정해보았다. 그 결과 혈액 속의 유산의 농도가 현저하게 저하되며 그것은 명상이 끝난 다음에도 한동안 같은 상태가 유지된다는 사실을 밝혀냈다.

국내 의과대학 중에 대체의학을 정규 과목으로 지정한 대학은 연세대, 이화여대, 경희대, 계명대, 포천중문의대 등 5곳이 있다 (2001년 기준). 미국의 경우 100개 가까운 의과대학 중에 대체요법을 채택한 학교가 87개에 이르고 있다.

명상이라는 단어를 모르거나 명상이 좋은 것이라는 사실을 모르는 사람은 거의 없을 것이나 정작 명상을 해보라 권하면 다들 어려워한다. 특정 종교의 좌선이나 일반인과 다른 기인들이 하는 것으로 오해하는 이들이 의외로 많으며 또 한편은 가만히 앉아(좌선) 생각 속에 잠겨야 하는 부담과 잡념을 뿌리치기가 어렵다는 인식을 한다.

하지만 명상이 좌선으로만 이뤄지는 것은 아니다. 걷는다던지 어떤 동작을 하면서도 명상은 가능하다. 일명 동적 명상이라고 하겠는데, 동적이던 정적이던 어떤 대상에 집중하여 생각을 단순화시키는 것으로 명상은 가능하다. 개인적으로 운동 부족에 시달리는 현대인들에게는 도리어 동작 명상을 더 권하고 싶다. 예를 들어 걷기 운동과 명상을 결합하는 것도 매우 좋다. 걷는 동안 복식호흡(단전호흡)을 하면서 호흡 자락에 집중한다던지, 야외 숲 속을 걷는다면 주변 경치를 바라보는 시각 명상, 여러 숲 속 소리, 냄새, 촉감에 집중하는 등 오감 명상을 해도 좋을 것이다.

주변에 대상은 널려 있다. 내 속에서도 내 몸을 꼼꼼히 살피는 '몸 바라보기' 명상도 건강에 많은 도움이 된다. 우리 몸은 어디가 불편하면 어김없이 메시지를 보내오기 때문에 조금 관심을 기울이면 누구라도 전조 증상을 느낄 수 있기 때문이다.

이 책에서 권하는 절 명상은 동적 명상으로 분류하면 되겠고 동적 명상 중에 좀 더 적극적인 명상으로 보면 되겠다.

동적 명상은 몸을 움직이는 가운데서 명상 상태로 들어가고 그것을 유지할 수 있기 때문에 현대인들처럼 운동이 부족하고 주변 조건으로 정적인 상태에 집중하기 어려운 이들에게 유익한 부분이 많다. 자리에 앉아서 명상을 하지 않으면서 부족한 운동도 겸할 수 있어서다.

 명상의 가장 중요한 핵심 과제는 몸과 마음의 이완을 통해 평상심을 회복하는 것이다. 자연의 순수한 마음으로부터 출발하는 것이다. 그 출발에서 종교에서는 깨달음을 얻고자 수련하는 한 방법으로 명상을 하는 것이고, 또 한편에서는 심신의 조화로운 건강을 위한 명상을 하는 것이다.

 후자를 선택한 이들은 여러 다양한 이유에서 명상을 한다. 스트레스를 풀기 위해서, 병을 치료하기 위해서, 운동 실력을 높이기 위해서(특히 집중력을 필요로 하는 사격이나 양궁 선수들은 필수적으로 한다), 불면증을 해소하기 위해서 등등 다양한 이유로 명상을 선택한다.

 아무튼 모든 명상은 긴장을 풀고 마음을 편안하게 하는 것으로부터 출발을 한다. 따라서 '긴장 반응'을 멈추고 '이완 반응'이 작동되게 해야 한다. 이완 상태가 시작되면 몸은 뭉쳤던 근육이 유연해지고, 심장 박동이 안정을 찾기 시작하면서 소화 시스템 등이 다시 정상적으로 활동하기 시작한다. 이처럼 불필요한 에너지를 소모하거나 몸에 부담을 주지 않는 심신의 조화로운 상태에 이르는데 명상은 아주 좋은 수단이 된다.

 사람의 의식은 여러 가지 형태를 유동적으로 가진다. 수면 상태일 때는 긴장이 풀어져 있어 몽롱한 상태가 되고, 온전한 상태가 아닐 때에는 아무런 생산적인 활동을 하지 못한다. 반대로 겁을 먹거나 놀라서 주위를 경계할 때나 절박한 위기 상황일 때는 과도한 긴장으로 에너지가 소모되어 이런 상태가 지속되면 건강에 크게 손상을 입는다. 그렇다면 인간이 가지고 있는 능력을 한껏 발휘할 수 있는 의식 상태는 어떤 상태이어야 할까?

명상 상태에서는 에너지는 적게 소모되면서도 활동 능률은 크게 향상되는데 의식은 주의 집중 상태에 있으면서도 외부 상황에 즉각 대응할 수 있다. 명상 중에는 모세혈관이 확장되면서 혈류 속도가 증가되어 대뇌에 흐르는 혈류량을 증가시키기 때문에 기억 활동에 필요한 단백질, 당 등의 영양 물질의 공급이 활발해진다. 또 뇌세포의 RAN와 단백질의 합성 능력을 높여주어 기억 능력을 제고시킨다. 에너지의 소모량이 크게 감소되고 혈중의 유산농도가 하강되어 대뇌의 휴식 효과를 높여주어 결과적으로 기억 활동을 활발하게 만드는 것이다.

명상이 익숙해지면 호흡이 느려지고 얕아지는 것을 알게 된다. 이것은 심신의 이완 반응으로 대사 기능이 저하되어 신체가 별로 산소를 필요로 하지 않게 되므로 일어나는 현상이다. 명상이 익숙해져 가는지 확인이 필요할 때는 호흡을 살펴보면 이를 쉽게 알 수 있다.

느긋하고 평화로운 느낌은 대뇌의 언어 중추의 활동이 진정되는 데 따라서 대뇌변연계와 간뇌의 무의식의 중추가 표면으로 떠오르게 된다. 그러면 안온하고 평화로운 느낌이 전신으로 퍼져 나가게 된다. 이것이 인간 원래의 기본적 의식 상태이다. 이 의식 상태가 인간 누구에게나 있는 자연치유력을 활성화시켜주는 역할을 한다.

현대를 사는 많은 사람들은 일상에서 몸에 대한 배려나 관심은 별로 갖지 않으면서도 건강에 좋다는 것은 무분별 하리만큼 적극적이다. 평소 몸으로 느끼는 전조 증상만 조금 관심을 기우려도 건강을 유지하고 몸을 치유하는 데 큰 도움이 되지만, 그렇지 못하는 게 대부분의 사람들이다. 몸에 일어나는 피로와 불균형을 살피는 것은 누구나 쉽다. 몸은 통증 등의 방법으로 우리에게 메시지 보내기를 게을리하지 않는다. 몸에 관심을 조금만 가져보자. 사람의 질병 중 50~60%는 심신의 부조화에 원인이 있다.

4단계 – 몸 일으키기
등을 둥그렇게 마는 듯 상체를 일으킨 다음 엉덩이를 들어 발가락을 세운다.

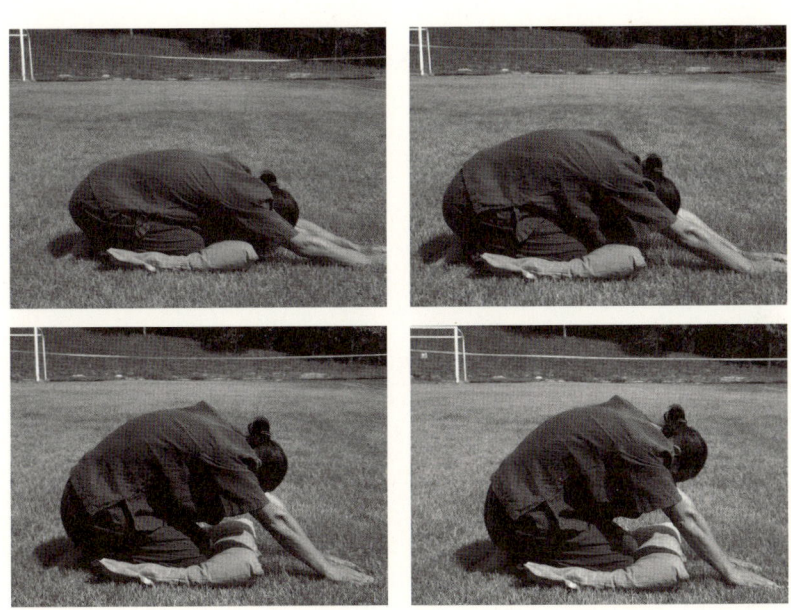

몸 일으키기

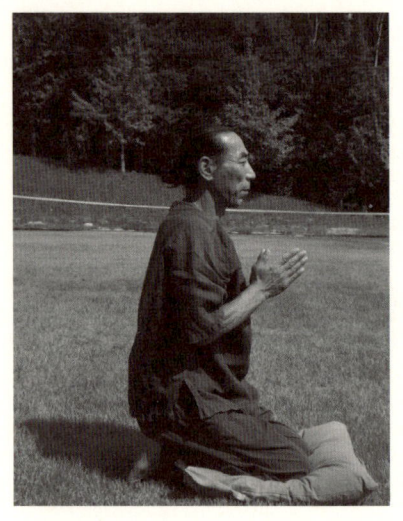

손바닥을 통해(노궁혈) 숨이 들어오는 기분으로 들숨을 쉬면서 하늘을 향했던 손을 내려 다시 바닥을 짚지만 팔에는 힘을 들이지 않은 채 엉덩이를 향해 몸을 말듯이 상체를 일으킨다. 몸을 말듯 일으키면 머리가 먼저 들리지 않고 등이 U자를 엎은 모양으로 둥그렇게 되면서 몸과 팔에는 힘을 들이지 않게 된다. 결국 아랫배의 힘이 상체를 일으키게 해준다. 상당수 사람들은 아랫배의 힘이 부족해 처음부터 잘 되지는 않지만 자주 하다보면 힘이 모이게 되고 차츰 몸 스스로 요령을 터득한다. 이 과정에서 숨은 들숨(단전에 힘을 모아)에서 날숨으로 바뀐다. 상체를 일으키면서 머리(백회)와 엉덩이(회음)가 직선에 오도록 한다. 상체를 세운 다음 엉덩이를 들어 발가락을 세운다.

> **몸을 마는 것과 발가락 운동**
>
> 엉덩이를 향해 몸을 말듯이 상체를 끌어당기라는 것은 복압 운동을 지속하게 하는 것이다.
> * 노궁혈 : 손바닥 중앙에서 엄지손가락 쪽으로 약간(0.7촌) 치우친 곳

몸과 대화와 소통

우리 몸은 스스로 자기를 방어하거나 회복하는 치료 기능이 존재하고(항상성 에너지), 어떤 이상이 생겼을 때는 이상 징후를 사전에 우리에게 알리는 경고의 메시지를 보낸다. 하지만 우리가 이를 알지 못하는 이유는 평소에 우리 몸에 관심을 두지 않고 살아가기 때문

이다. 그럼 어떻게 해야 할까? 평소에 몸과 자주 소통하는 것인데, 전신 운동을 하는 절 운동도 그 답의 하나가 될 것으로 본다.

'몸과 어떻게 소통하고 이해할 것인가?'에 대한 답은 어렵지 않다. 몸이 이끄는 대로 그대로 이해하고 행동으로 실천해 가다보면 자연스레 소통이 되는 것이다. 몸 스스로 자기를 방어하고 치료하도록 하고 필요한 도움을 주면 된다. 조금 더 나아가자면 몸이 요구하는 바를 들어주고 따라주면 몸도 주인인 우리가 필요로 하는 만큼 봉사해준다고 보면 옳겠다.

몸을 살리는 조건은 몸의 부족한 부분을 채워줘야 하는데, 그 부족한 부분은 순수한 자연 음식, 물, 생각, 운동, 마음의 평화 등으로 채워 내부 청소작업이 이루어지도록 하여 몸에 나쁜 기운을 정화시켜야 한다.

다음으로는 마음을 몸과 조화시켜야 한다. 운동을 하는 경우도 단순히 동작으로만 하는 것이 아니라 모든 동작에 마음(의식)이 따르도록 하는 것이고, 호흡을 하는 것도 정신을 집중해 공기를 들이마시는 게 아니라 에너지를 들이킨다는 마음이 되어야 효과가 커진다. 음식을 먹는 것도 잠자는 것도 모두 이를 적용할 수 있다. 긍정적인 사고를 하는 사람은 체내에 긍정적인 호르몬이 분비되고 부정적인 사고를 하는 사람에게는 부정적인 호르몬이 분비되는 것이다.

명상은 '긴장은 풀리고 의식은 깨어 있는 상태'라고 말할 수 있다.

긴장이 풀릴 때 신체의 변화는 어떨까? 자신이 지금 어떤 상태인지를 알 수 있어 많은 도움이 된다.

1. 근육이 부드러워진다. 특히 어깨 근육과 목 부분이 매우 민감하다.
2. 차가워진 몸이 따뜻해지고 소화 기관이 활발히 활동한다.
3. 약간의 피로가 밀려오고 어떨 때는 통증이 느껴지기도 한다. 이는 긴장했을 때 몸의 감각을 무디게 하는 아드레날린과 엔도핀이 사라지는 현상이다.
4. 호흡이 점차 안정되어지면서 길고 깊어지게 된다.

5단계 — 무릎 끌어당기기

엉덩이를 발뒤꿈치에 올려놓고 무릎을 끌어당긴다.

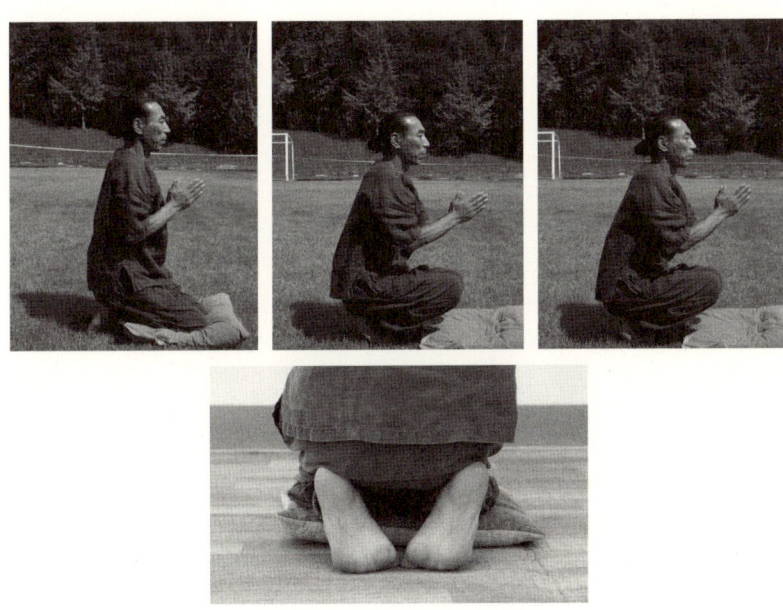

 머리와 엉덩이가 바로 세워진 것이 확인되면, 호흡은 다시 들숨을 쉬면서 아랫배에 힘을 모은다. 그 힘을 이용하여 날숨을 쉬면서 무릎을 당긴다. 상체를 세운 상태를 유지하면서 무릎을 당기는 것은 처음엔 쉽지 않다. 이 동작도 아랫배(단전)의 힘으로 무릎을 끌어오는 것이라 서툴 수밖에 없다. 무릎을 당긴 다음에도 발가락 힘만으로 몸의 중심을 잡기가 쉽지 않다. 발가락 하나하나가 다 재 기능을 하여야 하는데, 현대인들의 발가락은 그러지 못한 사람이 많기 때문이다. 또 정신 집중이 되지 않을 경우 엉덩방아를 찧게 된다. 잘 되지 않는 사람은 이 동작만 따로 반복할 필요가 있다. 무릎을 당길 때 주의해야 할 것은 상체의 반동을 줄여야 한다는 것이다. 쉽지는 않지만, 상체를 굴려서 그 반동으로 무릎을 세우지 말고, 단전의 힘으로 천천히 무릎을 당길 수 있도록 한다.

발 모양은 앉을 때와 같은 역삼각형이어야 한다

다섯 발가락 활동은 연결된 신체 기관을 활성화시키는 훌륭한 운동이 된다. 특히 세끼발가락 활동은 용천혈을 뇌와 연결시키는 중요한 부분이며, 몸의 균형을 잡아주는 가장 결정적인 역할을 한다.

발가락과 신체 기관 연관

엄지발가락 : 간, 담 -피와 뇌를 맑게
검지발가락 : 심장, 소장
중지발가락 : 위장 -소화와 눈의 피로
약지발가락 : 폐, 대장 -신경통, 관절염
새끼발가락 : 신장, 방광 -용천혈로 이어지는 경락 통로로 뇌와 연결되며 변형의 경우 기억력, 눈의 피로, 뒷목이 무겁고 두통이 오기 쉽다.

아이들에게 매를 드는 대신 함께 절을 하자

아이들과 함께 절을 하면 아이와 더 가까이 갈 수 있는 길이 열린다. 아이를 이해하는 것도 달라질뿐더러 자신도 '벌'에 대한 또 다른 생각을 얻는다. 아이는 벌을 받으면서도 행복함을 느끼고, 교사나 부모와 또 다른 교감을 한다. 직접 해보지 않고 말로는 이해하기 힘들지만 위기 아이들과 3년을 부대끼면서 얻은 소중한 교훈이다.

호흡(호흡이 갖고 있는 신비)

한숨(날숨)은 긴장이 풀어지는 도중이나 긴장이 풀리려 할 때 자연스럽게 나온다. 왜 한숨은 저절로 나올까? 긴장 상태가 오래 지속되면 우리 심신은 극도로 피곤해져 생명 유지에 어려움을 겪게 되기 때문에 우리 몸이 자연스럽게 이를 해소하기 위해 반응하는

것이다. 사람의 호흡은 신
경계통 지배 아래에 있으
며 수의성(隨意性) 호흡과
비수의성(非隨意性) 호흡의
두 가지로 구분된다. 수의
성 호흡은 대뇌신피질이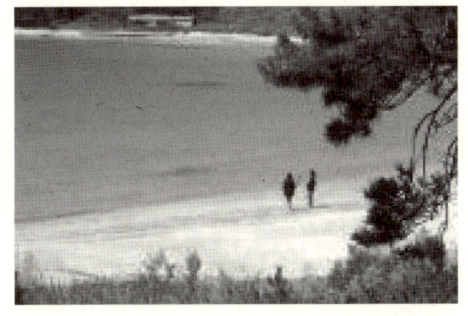
조절 작용을 한다. 즉 의식적으로 호흡의 심도와 빈도를 조절할 수
있는 기관이 대뇌신피질인 것이다. 명상과 관련 있는 호흡은 이 수
의성 호흡이다.

　인간의 몇 가지 신경 계통 가운데 하나인 자율신경계는 생명 유
지를 위한 자동제어장치라고 말할 수 있다. 자율신경계는 다시 교
감신경, 부교감신경으로 나누어진다.

　교감신경과 부교감신경은 서로 상반되는 기능을 하면서 자율신
경으로서의 기능을 유지해 가고 있다. 교감신경이 긴장을 하면 심
장의 고동이 빨라지면서 두근두근하게 되고 부교감신경이 긴장을
하면 반대로 심장의 고동이 진정된다. 심장을 느리게 뛰게 할 뿐
아니라 혈관을 확장시키고 혈압을 내리고 위와 장의 운동을 활발
하게 하는 등등 우리 몸의 건강 상태를 유지 하는 데 필요한 대부분
의 활동을 부교감신경이 균형을 잡아주는 것이다. 이 부교감신경
을 내쉬는 숨으로 자극을 할 수 있는 것이다.

　사람의 몸 상체 위쪽에는 심장, 호흡 기관 따위의 자율신경 가운
데 교감신경으로 자극되는 기관이 있고 아래쪽으로 부교감신경으
로 긴장시켜줘야 활동이 활발해지는 소화 기관들이 있다. 들숨은
자율신경 가운데의 교감신경을 흥분시키고, 날숨은 부교감신경을

흥분시키는 작용을 한다. 부교감신경을 흥분시킨다는 것은 뒤집어서 말하면 교감신경을 진정시킨다는 의미가 된다. 들숨은 공기가 아랫배(단전)까지 깊게 빨아들이는 기분으로 하고 날숨은 뱃속의 공기가 모두 빠져나가는 기분으로 아랫배가 등에 닿는 기분이 들 때까지 길게 내쉬는 것이다. 개구리 배를 만들 듯, 깊게 숨을 들이 쉬고, 홀쭉한 상태가 되도록 호흡을 뱉는다. 이른바 복식호흡이라는 것과 유사하다.

이렇게 호흡을 하면서 횡경막이 호흡에 따라서 상하운동이 되도록 하는 것이 이상적인 것이다.

그렇다고 해서 호흡이 자연스럽지 못할 정도로 억지를 부려서는 안 된다. 자연스러운 상태에서 지속할 수 있어야 한다. 수련을 꾸준히 지속하다 보면 자연스럽게 호흡의 길이는 길어지게 된다. 보통은 안정된 상태에서는 내쉬는 숨 8초, 들이쉬는 숨 4초 정도가 가능하고 동적일 때는 그 길이가 짧아진다. '내쉬는 숨 2, 들이쉬는 숨 1' 비율을 지키면 된다. 절 운동 시에는 날숨의 길이가 더 길어진다.

기관	교감신경	부교감신경
심장	빠르게 뛰게 한다.	느리게 뛰게 한다.
혈관	수축	확장
혈압	상승	하강
위·장	움직임이 느려진다.	움직임이 빨라진다.
담낭	분비를 멎게 한다.	분비를 상승시킨다.
방광	열린다.	닫힌다.
땀	진해진다.	맑아진다.

음경	혈관 수축	혈관 확대
자궁	수축	이완
동공	확대	축소
침	짙어진다.	엷어진다.

*교감신경(들숨)과 부교감신경(날숨)의 역할

  인간의 몸은 건강하고 편안한 상태를 본능적으로 알아차린다. 호흡 역시 마찬가지다. 자신에 맞는 자연스런 호흡을 찾아가보자. 호흡이 자연스럽고 편안해지면 신체 어디가 지금 불편해 하고 있는지 금세 알아차릴 수 있다. 불편해 하고 있는 부위를 풀어주고 마사지를 해준다면 몸은 건강 상태로 가는 지름길에 서게 되는 것이다.

  횡경막 아래 복부 대동맥 주변에 자율신경이 많이 모여 있는 태양신경총이 있다. 뇌의 간뇌에서 발령되는 명령은 이 태양신경총을 경유하여 위장으로 분포된다. 태양신경총은 간뇌에서 받은 명령을 그대로 전하는 것이 아니라 사정에 맞게 조정을 하여서 전한다. 이런 태양신경총이 활발하게 활동하지 않으면 간뇌에서 전달한 잘못된 명령이 위장이나 간장으로 그대로 전달될 우려가 있다.

  태양신경총 활동은 복압(腹壓)과 크게 관계가 있으며 강한 복압을 걸수록 태양신경총의 기능이 예민해진다. 배에다 힘을 넣었다 뺐다 하는 운동은 태양신경총 활동이 정상이 되고 횡경막 운동으로 인한 혈류도 촉진된다. 더불어 내장의 활동도 활발해져 건강에 많은 도움이 된다.

  숨을 쉰다는 것 누구나 설명할 필요 없이 다하고 있고 잘하고 있다고 생각할 것이다. 하지만 숨쉬기를 제대로 하고 있는 사람은 많지 않다고 본다. 일단 폐의 용량은 5~6리터이다. 인간의 진화 과정에서 과거에는 신체 활동이 많아 용량이 컸지만 현대를 사는 사람들은 큰 용량에 맞지 않아 호흡의 평균치를 측정해보면 0.5리터 정도의 공기를 들여마시고 내뱉는다고 한다. 용량의 1/10정도를 사용한다는 것이고 적은 사용량도 문제이거니와 그로인해 항상 폐 속에는 9/10정도의 교체되어야 할 공기가 남아 있어, 결국 인체는 탁한 공기를 사용하는 결과로 이어진다. 자동차로 말하면 불량 연료를 태우는 꼴이다. 날숨에 공을 들여야 하는 이유이다.

과거 우리의 조상들이 호흡을 중요시하고('환단고기'에 호흡 수련을 했다는 기록이 있는 것을 보면 우리 조상들의 역사와 같이 시작되었다고 본다) 호흡법에 관한 많은 수련 방법들을 남긴 연유를 알 것 같지 않은가?

뇌에 산소 공급이 원활히 되면 두뇌 활동이 향상되고, 노화를 지연시키고, 세포의 생성을 돕는다. 면역력이 향상 된다 등등 현대 의학에서도 호흡에 관한 많은 임상실험을 통한 보고서를 내놓고 있다.

수분 섭취와 마찬가지로 산소 섭취도 근골격계의 기능장애 때문에 제한이 생기고 다시 악순환이 된다. 신체 기능이 저하될수록 몸 속에 흡수되는 산소량이 줄어든다. 산소가 부족하면 신체 기능은 더 악화된다.

신진대사란 신체가 분자를 분해하여 에너지로 전환하는 과정이다. 분자를 분해하거나 태울 때 반드시 필요한 것이 산소다. 산소는 근육을 통해 이동한다. 만일 근육이 폐를 작동시키지 않는다면 모든 게 끝이다. 근육이 신진대사에 관여하는 것은 산소를 이동하기 위해서만은 아니다. 만들어진 에너지를 활용하는 데도 근육이 중심적인 역할을 한다.

　신진대사를 거쳐 만들어진 에너지는 열 혹은 운동의 연료로 사용된다. 운동을 많이 할수록 산소량도 늘어나고 신진대사율도 높아진다. 그런데 몸을 방치해둔다면 어떻게 될까?

　일단 산소만 충분하다면 신진대사는 계속 이루어진다. 생명 유지에 필요한 에너지를 끊임없이 만들어내야 하기 때문이다. 그러나 근골격계를 움직여 단련시키지 않으면 점차 약해지고, 그만큼 산소의 운반도 원활하게 이루어지지 않을 것이다. 만들어지는 에너지는 줄어들고 몸 전체가 쇠약해진다.

　결국 우리 몸은 많이 움직이도록 설계되어 있는 것이다. 쉽게 피로하고 회복 속도가 늦추어지는 인체는 그 자체로 활동력이 저하되는 악순환을 반복하게 되는 결과를 초래한다. 인체가 업무에 시달려 피로할 때 적당한 운동을 하면 피로 회복 속도가 빨라지고 기분이 좋아지는 이치가 바로 폐의 활동력이 높아지면서 피로 회복을 도와주는 역할을 하기 때문이다.

　호흡을 하는 습관은 보통 들숨에 치중하여 격렬한 운동을 한 직후 심호흡을 시키면 대부분 사람들은 들숨을 크게 하여 많은 공기를 마시고자 한다. 하지만 어느 시점에 가슴이 답답해지면서 더 이상의 공기가 흡입되지 않는다. 이때 날숨을 최대한 길게 시킨 다음에 숨을 들이쉬게 하면 가슴이 뚫린 것처럼 충분한 공기를 들이마시게 된다.

　이는 어머니 뱃속에서 복식호흡을 하지만 태어나면서 흉식호흡으로 바뀌면서 내쉬는 숨과 들이 쉬는 숨이 비슷한 길이로 습관이 들여져 버렸기 때문이다. 따라서 내쉬는 숨을 의식적으로 더 길게 하여 폐 속의 탁한 공기를 비우는 연습을 해야 하는 것이다. 자연의 간단한 이치로 그릇이 비어야 새 음식을 담을 수 있는 것처럼, 폐라는 용기에 탁한 공기가 남아 있으면 새로운 공기가 들어갈 공간이 좁아지는 것이다.

> **단전호흡**
>
> 단전호흡이란 단전까지 기가 들어오도록 숨을 깊이 쉬는 호흡을 말하는데, 즉 하복부로 숨을 쉬는 복식호흡(腹息呼吸)이다. 배꼽 밑의 하단전을 중심으로 배를 밀었다 당겼다 하면서 횡경막 운동과 내장 운동을 인위적으로 시켜주어 체내에 충분한 산소를 공급하도록 하는 호흡법이다.

보통 운동을 할 때 보면 호흡이 벅차고 어려워져야 뒤늦게 크게 숨을 들이마시려고 노력을 한다. 가슴이 막힌 듯이 숨이 거칠어졌다는 것은 벌써 폐가 감당해야 할 한계점에 도달했다는 것인데 이때는 회복이 더디다.

한계점에 이르기 전에 호흡을 고르는 습관을 들이고(앞서 말한 바와 같이 내쉬는 숨에 더 집중하면서 운동을 진행) 특히 지구력을 요하는 운동은 더욱 그러하다. 가슴이 막히는 느낌이 들기 전에 미리 조절해가면서 운동을 진행한다면 부담이 훨씬 적어질 것이다. 폐는 우리 몸의 가스교환소이다.

폐가 활동이 어렵게 된다면 우리는 생명 활동을 제대로 할 수 없다. 건강한 삶을 위해 튼튼한 폐를 원한다면 기본적으로 꾸준한 운동을 통하여 폐의 기능을 향상 시키는 방법이 가장 이상적이지만 바쁘게 살아가는 많은 사람들에게는 쉽지 않은 숙제이기도 하다.

복압(腹壓) 운동에 대한 보조 설명

횡경막 아래에 있는 장기들은 대부분 우리 몸에서 배출되는 청소부 역할을 하는 기관들이다. 이 장기들이 제 기능을 잘하는 것은 쌓인 쓰레기를 빨리 처리하는 것으로, 복부에 압력을 주어 배출을 돕는 것이 좋다.

우리가 일상에서 변이 마려웠을 때 복부를 건드리면 변이 급해지는 경험을 누구나 해 봤을 것이다. 그와 같은 이치로 날숨을 길고 깊게 해주면, 결국 복부가 압력을 받아 장기들의 활동을 돕게 되는 것이다. 변비로 고생하는 사람들에게 아랫배를 두드리게 하는 것도 같은 이치다.

건강하게 사는 비결 3가지 '잘 먹고' '잘 자고' '잘 싸는' 것 중 하나를 숨만 잘 쉬어도 해결한다.

두 번째 복압 운동의 효과는 횡경막을 아래로 끌어내림으로써 횡경막 위쪽 장기들의 활동을 돕는다. 횡경막 위쪽 장기들은 공간을 마련해주어야 숨을 쉬는 장기들이기 때문이다. 가슴을 누르면 숨을 쉬기 어렵고, 음식 섭취 후에 웅크리는 자세를 취하면 소화가 되지 않아 체하는 것도 가슴 위쪽 장기들을 어떻게 해줘야 활동을 잘하게 하는 것인지 말해준다.

건강하게 사는 노인들의 공통적인 체형은 '허리가 꼿꼿한 것'을 주변에서 많이 봤을 것이다. 어른들이 '가슴을 펴고 자세를 바로하라!'는 것도 결국 심장, 폐, 위 등을 편하게 해주라는 말인 것이다.

강도 높은 운동을 하게 되었을 때 가장 손쉽게 자신의 상태를 알 수 있는 것이 호흡이다. 호흡을 조절하려 해도 쉽지 않을 때, 운동을 중지하거나 강도를 조절하여 사고를 미연에 방비하는 지혜도 더불어 필요하겠다.

6단계 — 일어서기

상체의 허리 아치가 그대로 살아 있도록 유지하며 일어선다. 일어선 후에 괄약근을 잠시 조여 주는 자세를 유지한다.

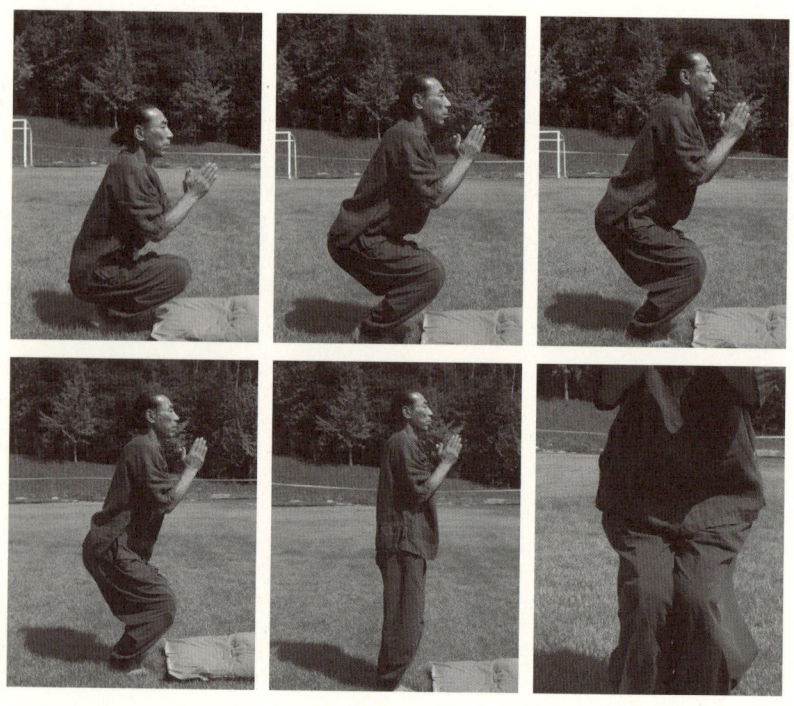

무릎 붙여 일어나는 동작

- 들숨을 쉬면서(마치 머리에서 숨을 내려 받는다는 기분으로) 다리의 힘을 느끼면서(발바닥 용천혈에서 기운을 끌어올린다) 서서히 일어난다. 중간에 들숨은 날숨으로 바뀐다. 일어 설 때는 억지로 무릎(일반적으로 무릎을 펴고 일어설 때 무릎 전반부에 있는 근육에 의존한다)에 힘을 주려하지 말고 발가락과 엉덩이를 뒤로 빼 허리 아치를 최대한 살리면서 고관절 뿌리 근력과 다리 전체 근육을 사용한다. 다리 근육 중에서도 두 무릎이 떨어지지 않도록 할 때 사용되는 무릎 모음근에 집중할 필요가 있다.
- 몸 중심을 바로 세우면 이 근육을 사용하기 쉬워진다. 일어서는 동작이 완성되면 몸이 바로 세워졌는가(용천, 회음, 백회가 수직)를 확인하고 마지막으로 괄약근에 힘을 주어 조여 준다(항문을 닫는다).

   무릎 모음근이 제대로 느껴지지 않는 경우는 굴신동작 만을 따로 반복할 필요가 있다.

   다리를 안쪽으로 모을 때 사용되는 근육은 우리기 평상시 별로 사용하지 않는 근육들이다. 모음근은 사타구니 안쪽에서 무릎 앞으로 부챗살처럼 벌어져 나오는 4갈래 근육인데, 다리를 모을 때(무릎을 붙일 때) 사용된다.

   두 무릎을 강하게 안쪽으로 조여 보면 생식기 아래에서부터 무릎에 이르는 다리중앙선(두 다리 사이)에 이르는 근육들이 묵직하게 수축한다. 이 근육들은 심층근으로 밖으로 별로 드러나지 않지만 매우 중요한 근육으로 우리의 생식계(생명력)에 영향을 주는 근육이다. 생명력이라 함은 정자, 난자 생산 능력, 남성들의 발기부전, 여성들의 요실금 등을 비롯한 생명 활동에 필요한 많은 부분을 의미한다.

이 모음근이 잘 느껴지지 않으면 의자에 앉아(엉덩이를 의자 끝에 걸치고) 방석이나 매트, 아니면 두 주먹을 두 무릎 사이에 끼어 넣고 힘껏 조이면 쉽게 찾을 수 있다. 이 근육들을 절 동작 중간 중간에 확인하여 활성화시키면 그 효과는 훨씬 크다(실제로는 절 동작을 하는 동안 내내 작동한다).

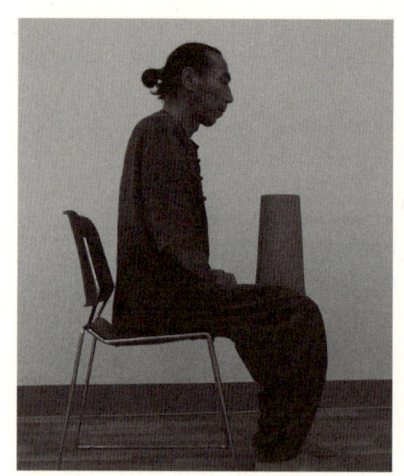 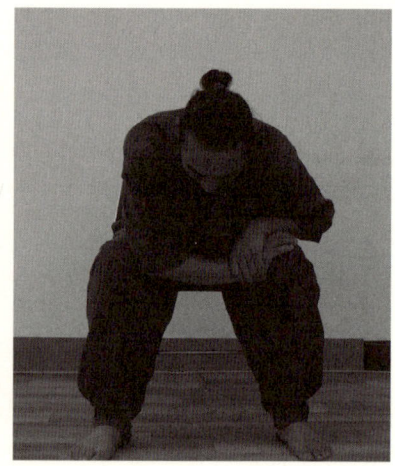

전체적으로 1배를 하는 시간은 약 1분에서 시작하는데, 선 동작에서 무릎을 방석에 내리기까지 약 20초, 엎드리고 손목 꺾기까지 약 10초, 상체 일으키고 일어서기까지 약 30초 정도 걸린다. 처음 시작할 때 동작에 따라 호흡이 결합되지만 동작과 호흡이 능숙해지면 자유호흡으로 바뀐다. 이때부터 1배 시간을 점차 늘여나간다. 단 들숨은 짧게 날숨은 가늘고 길어야 한다. 들숨과 날숨의 길이 비율은 3 : 7 ~ 2 : 8 정도에서 시작한다.

호흡을 무리하게 늘이려 하지 않아야 한다. 절을 지속하면 자연히 호흡이 길어진다. 동작과 호흡이 결합될 때 1배를 하는데 호흡은 6호흡이다. 마지막 일어서서 괄약근 조이기가 잘 안 되는 사람은 1호흡을 더 추가하여 괄약근 조이기를 정확히 한다.

정신을 집중시킬 수 있는 사람은 건강한 사람이고 또한 행복한 사람이다. 자기가 하는 일에 정신을 집중시켜 몰입할 수 있는 사람에게는 일과 놀이는 하나로 융합되어 일 자체가 유희가 되고 즐거운 일이 되지만, 그렇지 못한 사람에게는 일은 자유를 구속하는 것이고 고통스러운 것이 된다.

대부분 사람들은 욕망이 일시적인 마음의 평화와 만족을 주기 때문에 욕망의 만족이 행복인 것처럼 착각하며 산다. 그러나 기쁨은 외적 대상에 있는 것이 아니라 우리 내부에 있다. 사실 행복감이라는 것은 욕망이 없어질 때 마음이 고요하고 평화로울 때 찾아온다. 평화로운 순간에는 두려움도 없으며 은은한 즐거움이 밀려오는 것이다. 집중이 되지 못하고 마음이 불안과 갈등에 빠져 있다면 어떤 무엇인가의 욕망에 붙잡혀 있는 것이다. 하지만 인간이 살아가면서 욕망이 없이 살 수는 없다. 그 욕망을 적절히 조절하면서 살아야 하기에 그 욕망이 떠올라 준 것에 감사할 필요가 있다. 나를 괴롭히는 게 무엇인지를 찾아낼 수 있기 때문이다. 욕망의 크기를 낮추고 객관적인 시각으로 바라보면서 자신을 알아가고 불필요한 욕망을 그냥 흘러가게 내버려두는 현명한 방법이 된다.

화는 명상을 방해하는 가장 중요한 요소의 하나이다. 화라는 감정은 내적 에너지를 가장 많이 소모하는 스트레스 인자이다. 분명히 상대가 잘못을 했다 할지라도 화를 내는 것은 자신에게 이로울 게 없다는 것이다. 대부분 곰곰이 생각해보면 자기에게도 조그만 잘못이 있는 경우가 대부분이다. 책임 일부분이라도 내게 있다고 깨닫는 순간 화는 쉽게 조절할 수가 있다. 화라는 충동이 일었을 때 충동과 자신을 분리하여 객관적으로 남의 일처럼 바라보면서 조절해야 한다.

필자의 경우 죽음에 직면한 경우가 3번 정도 있었다. '아! 내가 이제 죽는구나.' 하고 포기했을 때 공포가 아니라 유체이탈처럼 내 의식이 분리되면서 일생의 필름이 휙~ 스치듯이 지나갔다. 그 순간 내가 살아오면서 후회스러운 것이 무엇인지를 보았는데 의외로 내가 그렇게 집착했던 것은 아무것도 보이지 않았고, 그 집착으로 버려야했던 아주 조그만 사소한 것들이었다. 내 집착으로 주변 사람들에게 불편함을 끼쳤던 것, 살아오면서 남긴 마음에 빚 같은 것이 그것이었다.

스포츠와 명상

타율이 좋은 야구 타자에게 비결이 무엇인가? 물었을 때 "무심타법이다." "욕심을 버리고 마음을 비웠다."라고 말한다면 자신은 잘 모르지만 무의식 상태 즉 타석에서 순간 명상에 들어간 것이다. 월드컵 4강 신화 축구 국가 대표선수를 지냈던 이영표 선수는 가위질 발기술로 유명하다. 어느 인터뷰에서 "자신도 모르는 사이에 이 기술을 펼쳤을 때 볼을 빼앗긴 적이 없었다."고 했다. 이 역시도 무의식 상태(명상)에서 기술을 사용했을 때 그 효용이 가장 뛰어났다는 증거다. 양궁, 사격 선수들은 이미 오래전부터 명상을 훈련과정 속에 들여온 것으로 알려져 있다. 일종의 이미지 트레이닝이라 할 수 있다.

절 명상 단계

1. 처음 시작하여 동작 단계 때는 기운의 흐름을 배운다. (느낀다)
2. 호흡과 동작이 자연스럽게 결합된 후, 자유호흡으로 바뀌면서 호흡이 길어진다.
3. 내관 명상으로 몸 구석구석을 세밀하게 살피고 마음을 다스린다.

절의 구성

— 내 쉬는 숨마다 복압 운동이 적극적으로 일어나도록 하였다.
— 척추와 고관절을 이완시켜 변형을 잡을 수 있도록 했다.
— 집중하지 않으면 동작할 때 중심 잡기가 어렵다.
— 동작을 완만하게 하여 잘 사용하지 않는 세밀한 근육들을 깨우고 강화시키도록 했다.

절 명상 개선 효과

— 몸의 균형이 회복되면서 척추측만증이 개선되었다.
— 혈액순환이 좋아져 차가웠던 손과 발이 따뜻해졌다.
— 스트레스, 우울증이 사라졌다.
— 밤에 숙면을 할 수 있었다. — 소화력이 좋아지고 변이 편해졌다.
— 하체 근력이 좋아졌다.   — 어깨결림 현상이 완화됐다.
— 복부 비만이 해소되었다. — 요통이 줄어들고 혈색이 좋아졌다.
— 혈당 수치가 낮아졌다.   — 두통이 사라졌다.
— 집중력이 좋아져 일의 능률이 올랐다.
— 길고 짧은 다리의 차이가 줄어들었다(고관절이 변형이 개선됐다).
— 무릎 근육이 강화되어 등산을 할 수 있게 되었다.
— 전반적으로 몸의 컨디션이 좋아지고 혈색이 밝아졌다.

명상 후의 반사신경 반응 속도를 비교해보았을 때 결과를 보면, 실험 방법으로 명상을 시작한 1개월 이후 5회의 측정 결과 반사신경은 14.14밀리 초, 근육은 10.95밀리 초 단축을 보였다. 이들 실험을 통해 얻어진 결과로 보면 명상이 마음과 신체의 연결력이 좋아지고 지각과 행동 능률이 상승하는 효과를 가져온다는 것이다.

긴장과 이완은 서로 상반되는 개념이다. 심신은 모두 긴장과 이완 사이를 오락가락하면서 생명을 유지해간다. 명상자와 비명상자의 차이는 명상 숙련자가 5 정도의 긴장으로 집중하고 일을 처리해 간다면 비명상자는 10 정도의 긴장을 유지하면서도 일의 효율이 떨어지는 것이다. 이는 불필요한 과다 긴장으로 집중력도 결여되고 쉬 피로해지기 때문이며 명상 숙련자는 최소한의 긴장으로도 일에 대한 집중력뿐만 아니라, 순발력으로 문제 해결 능력이 더 향상되기 때문이다.

학습과 기억에 가장 효과적인 사람의 뇌는 뇌에서 알파파가 나오고 있는 상태이다. 알파파는 뇌가 무엇인가에 적당한 주의를 하고 있으면서도 적당히 이완되어 있을 때에 나오는 뇌파이며, 그 주파수는 8~14헤르츠 범위에 해당한다. 이 같은 알파파가 나오는 상태에서는 무의식계의 문이 열려 의식계와 무의식계가 이어지는 상태가 된다.

기억은 무의식계에 저장되어 있다가 필요한 순서에 따라서 즉각 동원될 수 있는 상태에 있게 된다. 사람의 사고력 역시 주의력을 떼어서 말하기 어렵다. 산만한 상태에서는 사고력이 발휘되기 어려우며 사고력이 발휘되고 있는 것은 동시에 주의력이 발휘되고 있는 상태이기도 하다. 은은한 주의력 상태인 명상 상태에서 사고

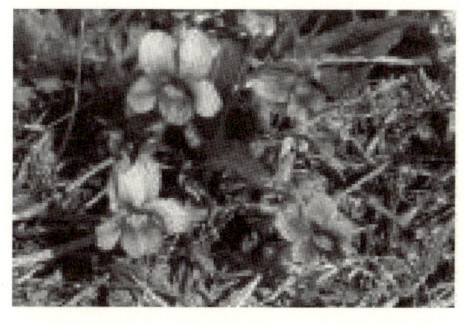
력은 충분히 발휘된다.

몸의 긴장(스트레스)을 푸는 것은 사실 아주 단순하고 쉽게 보일지 모르나 의도적인 상당한 훈련이 필요하다. 몸의 각 부분을 긴장시켰다가 이완하는 고전적인 방법이 있다. 그 과정에서 몸을 팽팽하게 했을 때와 느슨하게 했을 때 어떤 느낌이 드는지를 알게 하면서 그 느낌을 따라가게 한다.

호흡을 이용하는 방법은 호흡을 느리고 길게 특히 내쉬는 숨을 길게 하면서 몸을 이완시킨다. 숨을 쉬면서 굳어져 있는 신체 부위에 집중하여 각 부위가 숨을 쉰다고 생각하며 이완시켜가면 근육은 부드럽고 유연하게 변해가면서 마지막에는 몸이 거의 무감각해지거나 텅 빈 것처럼 느껴진다.

필자는 20대에 몸을 크게 망가뜨려 선택의 여지없이 몸을 살피는 내관명상을 하게 되었고, 회복 운동 단계에서는 다른 운동은 무리가 따르기에 자연스럽게 걷기 운동을 하게 되었다. 그렇게 걷기와 명상이 결합될 수 있었다. 걷기는 몸을 움직이는 운동 중에 가장 자연스럽고 균형 잡힌 운동이며 율동적인 만큼 마음 진정의 효과와 더불어 근육과 뇌가 활발하게 움직이도록 도와준다. 일정한 리듬의 걸음은 호흡을 안정시키고 호흡은 온몸의 근육들을 다른 어떤 명상보다도 쉽게 풀어준다.

누구나 일상에서 걸음을 걷는다. 의도적으로 걷기를 하는 경우도 있지만 일상에서 걷기를 명상으로 연결시킨다면 매우 유용하다. 오랜 경험 덕에 본인의 경우 걸음에 호흡을 일치시키면 순간 명상에 들어가기에, 일상에서 걸을 때는 어김 없이 명상에 들어가는 것이다.

누구나 쉽게 할 수 있는 방법을 안내한다면 4걸음 동안 숨을 내쉬고, 2걸음 동안 숨을 들이마시는 방법이다. 숨에 여유가 있으면 걸음 수를 늘려간다. 6걸음 내쉬고 3걸음 들이마시는 방법으로 내쉬는 숨 2 : 들이마시는 숨 1의 비율을 유지하여 내쉬는 숨을 가늘고 길게 만드는 방법이다. 내쉬는 숨이 길어지면 자연스럽게 복압(복부 압력) 운동으로 이어져 내장 기관 활동을 활성화시키는 효과도 함께 얻게 된다. 그 밖에 걸음명상을 하는 방법은 발걸음을 세면서 걷거나 호흡과 더불어 몸을 살피는 명상을 동시에 운용할 수도 있다.

또 상황에 따라 명상을 활용할 수도 있다. 피곤이 지나쳐 몸이 많이 굳어져 있을 때라면 온몸에 힘을 빼고 리듬에 집중하면서 걷는다던지, 그날 운동이 부족했다고 생각되면 리듬과 호흡을 깨트리지 않는 범위 내에서 걷는 시간을 더 길게 갖는 등 아무튼 필요에 따라 다양하게 응용할 수 있다.

3년 동안 학교 부적응 학생들을 담당하여 교육을 진행하면서(공립대안 인성지도 특성화 학교, 위스쿨 기능) 가장 많은 덕(?)을 봤던 프로그램이 절 명상이었다. 서로를 잡아먹을 듯이 싸웠던 아이들이 절을 시작하고 3~5분이면 서로 얼굴을 쳐다보면서 웃고 있는 것을 보면 어떨 때는 신기하기도 하고 어리둥절할 때도 있다.

절의 무엇이 아이들의 격앙된 마음을 진정시키는 것일까? 그 원인에 가장 큰 요인은 먼저 절을 하게 되면 호흡이 달라지기 때문이다. 들이마시는 숨보다 내쉬는 숨이 길어지면서 저절로 복식호흡이 되면서 부교감신경을 자극하여 격앙된 마음을 진정시키는 것이다.

절을 아이들만 시키는 것이 아니라 교사도 함께하면 그 효과는 훨씬 더 커지는 것을 3년 동안 많은 아이들과 지내면서 수없이 확인한 결과이다. 어떨 때는 갈등이 없더라도 마음이 심란해 있을 때 절 명상을 권유해 아이와 함께 절을 하면서 그 마음을 진정시키게 하였다. 왜 마음이 심란했는지에 대한 상담으로 자연스럽게 이어지기도 해서 아이들과 소통하는 가장 큰 문제를 쉽게 해결한 경우도 많았다.

여기서 부적응 학생이라 함은 여러 학교에서 학교폭력 등으로 강제 전학 조처나 강제 교육 이수(1개월 이상) 처분을 받은 학생, 또 다른 여러 사유로 학교를 거부하여 유예 조치 직전에 처한 학생 등 다양한 유형의 아이들을 말한다. 이 학교에는 절 명상이 수업에 들어 있다.

명상을 할 때 가장 어려운 숙제는 끊임없이 일어나는 생각들을 처리하는 문제일 것이다. 생각은 자신도 모르게 떠오르지만 이게 한 번 떠오르면 쉽게 지워지지 않아 어려움을 겪는 것이다. 이 생각에 얽매이지 않도록 해야 한다.

하지만 마음을 조절하여 이를 물리치기 쉽지 않다면 지나가게 내버려두는 방법이 있다. 생각에 반응하지 않고 바라보고 있노라면 살그머니 사라져 간다. 생각이 떠오르는 것을 막을 수는 없지만 재빨리 지나가게 하여 마음을 휘저을 틈을 주지 않는 것이다.

생각을 지나가게 하려는 의도만 있어도 긴장은 서서히 풀려간다. 긴장이 풀려 가면 이제는 집중의 순서다. 집중이란 자신이 원하는 곳에 관심을 돌리는 것으로 시작된다. 원하는 무엇에든 가능하다. 춤을 추거나 운동을 하거나 공예 같은 활동이나 좋아하는 꽃을 관찰하는 것도 훌륭한 명상이 된다.

대상이 아닌 의식 속에서 어떤 이미지나 개념에 집중할 수도 있다. 음식을 먹으면서 다른 생각에 빠지면 음식 맛을 잘 알지 못하는 것과 같이 얼마나 집중하느냐에 따라 만족감도 크게 된다. 집중을 잘 할수록 평소 생각지 못한 섬세한 부분까지 포착하게 되면서 집중의 즐거움을 알게 되어 더 집중하고 싶은 마음이 생긴다. 집중하면 몸과 마음이 맑아지고 생각이 뚜렷하게 정리되어 편안함과 만족감을 동시에 얻는다.

작은 근육의 필요성

보통의 스포츠를 즐기는 사람들을 보면 세밀한 작업이나 천천히 움직이는 동작에 서툰 경우가 많다. 대부분의 운동들이 빠르게 움직이고 강한 힘을 사용하기 때문에, 비교적 크기가 큰 주동 근육들에 의존도가 높다. 그렇게 때문에 비교적 작은 근육의 발달이 그에 미치지 못하여 조화를 이루지 못한다. 스포츠 종목 중에서 제3의 신체를 사용하는 테니스, 탁구, 골프 등을 보면 이 작은 근육들의 중요성이 확연히 드러난다. 강하고 빠른 스윙을 아무리 잘한다 하더라도 정확성이 떨어지면 아무런 의미가 없는 것이고 강한 것만 필요한 게 아니라 가볍고 부드럽고 세밀한 힘이 필요할 때가 많기 때문이다.

보통 우리는 이 작은 근육들의 역할을 '감각'이라고 포괄적으로 표현하고 크게 관심을 두지 않는다. 하지만 비교적 작은 근육들은 관절을 안정감 있게 지탱하여 자세를 바르게 교정하거나 정교하고 부드러운 동작, 천천히 움직이는 완만한 동작 등의 수행에 결정적 역할을 한다. 이 작은 근육들의 발달은 주동 근육의 단련법과는 달리 강한 자극보다는 부드럽고 완만한 움직임을 필요로 하고 많은 반복이 요구된다. 탁구 선수들이 훈련을 할 때 한 곳에 여러 개의 공을 계속적으로 보내주면서 똑같은 코스에 반복적으로 공을 치게 하는 이유가 그 이치이다. 근육에 힘을 주지 않은 상태로 동작을 반복시켜 부드럽고 정교하게 움직여야 하는 작은 근육들을 활성화 시키는 것이다.

일상에서 할 수 있는 발가락 살리기

먼저 발을 씻을 때(족욕을 하면서라면 그 효과가 한층 높다) 발가락 사이를 벌리거나 구부러져 있는 발가락들을 펴주는 등의 일종의 마사지를 수시로 해준다. 인체에서 가장 힘든 일을 수행하는 다리라고 생각한다면 하루 몇 분 정도의 마사지 서비스를 받을만하지 않은가?

여러분의 생각보다 훨씬 더 빨리 기능을 되찾게 된다. 왜냐면 태어날 때 누구나 손가락처럼 발가락도 쥐고, 펴고, 벌리는 기능을 가졌지만 살면서 퇴화되었기 때문이다. 유아들을 유심히 살펴보면 발가락이 자유롭게 꼬무락거리는 걸 볼 수 있다.

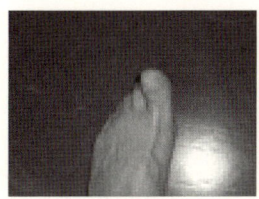 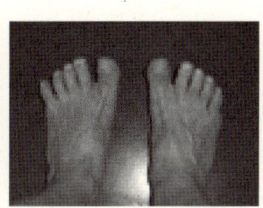 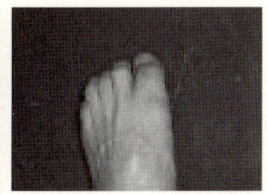

두 번째 단계로 발가락들이 스스로 움직일 정도가 되었을 때부터는 TV를 볼 때나 의자에 앉아 있을 때 등 발가락을 의식적으로 움직이도록 한다. 꼬무락거리기, 벌리기, 웅크리기, 기어가기 등을 하여 더욱 기능을 활성화시킨다. 집에서 가족들 끼리 수건 등을 이용하여 발가락으로 잡고 줄다리기 등을 해보는 것도 좋은 방법이다.

아이들을 자연 속으로 데려가라(오감명상)

대부분 사람들은 일을 하는 동안에 당연하게 긴장된다고 생각한다. 하지만 단순하고 재미있는 일에 집중 할 때는 도리어 마음이 편안해지면서 긴장이 풀린다. 똑같은 일을 할 때도 집중하지 않을 때는 긴장이 훨씬 더하게 된다. 집중이 도리어 긴장을 완화시키는 것이다.

대부분 사람들은 긴장의 원인을 바쁜 일상이나 신체적 고통, 소음 등에서 찾으려 하지만 답은 아주 가까이 있다. 생각을 단순화시키고 지나친 걱정 등을 줄이는 것이다. 끊임없이 이어지는 걱정, 공상, 계획, 내면의 갈등들이 몸과 마음을 자극한다.

문제는 생각 뒤에 감춰진 감정이다. 두려움, 분노, 욕망 등이 그것이다. 하지만 감정을 통제하기는 그리 쉬운 일은 아니다. 불필요한 감정을 조절할 수 있는 쉬운 방법으로 본능적인 감각에 초점을 맞추는 방법이 있다.

시각, 청각, 후각, 미각, 촉각 등에서 그 답을 찾아보는 것이다. 감각적인 일에는 자연스럽게 사람을 단순화시켜 긴장을 풀어주는 효과가 있다. 우리는 피곤하거나 스트레스가 쌓였을 때, 음악을 듣거나 운동을 하고 산책을 한다거나 하면서 긴장을 푼다. 감각이라는 단순한 본능으로 생각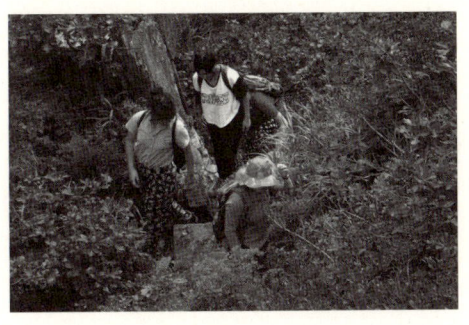
으로 긴장된 몸과 마음을
감각모드로 전환시키는
것이다.

왜 인간은 자연 가까이
가면 마음이 편안해지고
표정이 달라질까?

오감을 통해 자신도 모르는 사이에 수많은 정보가 들어오기 때문이다. 1초 동안에 200만 비트의 엄청난 정보가 들어오는데 이 엄청난 정보는 자신도 모르는 사이에 그대로 저장된다. 이 무의식의 정보는 기존의 정보와 결합하여 계산되고 판단되므로 일반적으로 의식에 나타난 정보는 삭제와 생략, 일반화 과정을 거치게 된다.

감각은 일반적으로 긴장을 풀어주고, 생각은 자극이 주어져 긴장을 하게 한다. 서로 다른 이 둘은 서로의 작용을 억제하는 것이다. 감각과 생각은 뇌의 다른 부분을 사용하면서 다른 뇌파를 만든다. 생각은 빠르고 산만한 베타파를, 감각은 더 느리고 리드미컬한 알파파를 형성한다. 베타파는 흥분이나 각성 상태를 나타내는데, 긍정적인 생각이라 해도 자극이 되어 피곤하게 한다. 반면에 알파파는 자연스러운 평정 상태에 더 가까우므로 알파파가 형성될 때는 훨씬 편안하고 에너지 소모도 적다. 일반적인 기준으로 사람들이 감각의 세계를 경험하는 시간은 한 시간에 대략 2~3분 정도밖에 안 된다고 한다.

감각의 세계는 어떠한 곳인가? 감각의 세계는 우리가 선택할 수 있기에 상상과 아름다움이 어우러진 멋진 공간의 세계이다. 잠시

고개를 돌려 숨을 고르면서 감각 세계로의 여행을 통해 더 충만한 행복을 느껴봄이 어떤가?

　명상은 우리를 순수한 인간 본연 상태로 되돌리는 것이라 생각한다. 3년 동안 부적응 학생들을 상담하면서 주변 사람들이 연기하는 것 아니냐는 우스갯 소리를 들을 정도로 상담 도중 아이들과 함께 눈물을 흘리는 경우가 많았다. 그런 관계로 학생들과 쉽게 소통하고 진정성이 통했다고 생각한다.

　그 원인은 평소 자연 속에서 감각 기관을 통한 명상을 많이 했던 관계로 감성이 풍부해진 덕이라 생각된다. 주변에 잠시 눈을 돌리면 푸른 숲이며 맑은 물, 계절 따라 피는 꽃들 등에서 시각을 통한 명상을 할 수 있다. 새, 풀벌레, 물 흐르는 소리 등에 집중하는 것도 좋으며, 바람 속에 흐르는 자연의 여러 냄새에 취하는 것도 좋다. 어두운 산 속에서 눈을 감고 발바닥의 촉감으로 길을 찾아간다던지, 밭일을 하면서 손끝에 느껴지는 손끝의 감각으로 흙과 소통하는 것 또한 그렇다.

　헤아릴 수 없이 많은 대상이 주변에 널려 있고 그 대상에 조금만 집중해도 자연 상태로 들어가 긴장이 사라진다. 도리어 너무 긴장이 풀린 나머지 지금 내가 무엇을 하고 있었는지조차 잊어버리거나, 시간도 지워져 아침인지 저녁인지 한참 동안 더듬는 경우도 종종 있을 정도다.

　또 반대로 대상을 먼저 지정하지 않고 하는 경우도 있다. '지금 무슨 소리가 들리는가?' '지금 느끼는 냄새는 무슨 냄새지?' '이 손에 잡히는 촉감은 무엇이지?' 등이다. 마지막으로 '나는 지금 무슨 생각을 하고 있으며, 현재의 자신을 바라보며, 있는 그대로의 자신을 받아들이는 것이다. 자연과 더불어 생활을 하는 덕에 남들보다 쉽게 얻는 또 하나의 선물이다.

TV프로 중에 <생활의 달인>들을 보면 우리가 얼마나 예민하고 정교하면서 다양한 감각을 가졌는가 알 수 있다. 달인으로 나오는 어떤 사람도 이전에 특별한 능력을 가진 사람은 없었고 다만 일에 집중하고 즐겁게 했다고 한다. 자신도 모르는 사이에 명상 상태에서 일을 하면서 인간이 가진 감각을 깨웠을 뿐이다. 우리 모두 달인이 될 수 있다!

2부

몸에 대한 이해

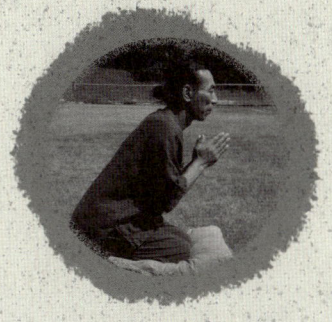

인간의 진화와
신체의 진화

　인간의 근골격계는 수만 년 동안, 다른 어떤 동물보다 세밀하고 다양한 움직임 속에서 진화되어 왔다. 두 발에 의존하여 직립할 수 있게 된 것이 대표적인 한 예이다. 직립하여 활동할 수 있게 해주는 중심축은 척추인데, 척추는 S자 곡선으로 배열되어 있고 그 S자 모양의 척추에 또 다른 방향의 각도로 어깨, 엉덩이가 결합되어 있다. 그리고 엉덩이 아래 다리뼈에 무릎, 발목의 관절이 꺾어지고 휘돌릴 수 있게 존재한다.

　척추 위에 얹혀 있는 목과 머리를 제외하더라도 단순히 보면 불안하기 짝이 없는 구조로 보인다. 하지만 이러한 구조를 가진 우리는 기고, 걷고, 달리고, 오르고, 뛰는 것만이 아니라 좌우로 돌리고, 뻗고, 흔들거리는 등의 다양한 움직임을 소화해낸다.

　인간이 움직일 수 있는 동작들의 오묘함은 춤을 출 때 가히 극치를 이뤄, 지구상에 존재하는 그 어떤 동물도 흉내낼 수 없는 다양함을 가지고 있다. 이는 척추의 S자 곡선과 수직과 수평을 이루는 기하학적인 구조와 더불어, 뼈와 뼈를 잇는 홈의 선과 부드럽고 푹신하면서도 단단하고 탄력성이 있는 연골, 힘줄, 인대 등이 절묘하게 배합되어 있기에 가능하다. 하지만 이 복잡하고 절묘한 배합이 오히려 신체 활동이 적어진 현대인들에게는 수많은 고통을 안겨주고 있는 것이다. 현대의 환경은 우리 몸에 잠재되어 있는 생체역학적 반응을 이끌어내지 못하고 오랜 세월 적응하며 진화한 근골격계의 프로그램이 미처 대응할 준비도 못하고 있는 사이 신체 활동을 너무 위축시켜 버렸다. 그로인한 재앙이 오고 있는 것이다.

질병이
오는 것

　병은 한순간에 발병하지 않지만 대부분의 사람들은 일시에 오는 걸로 착각한다. 우리가 모르는 사이에 병의 원인이 제공되는 것을 깨닫지 못하다가, 한동안 병이 진전되어 장애가 올 적에야 이를 감지하기 때문이다.

　다만 사람에 따라 병을 감지하는 시기가 늦고 빠름이 다르다. 건강한 사람은 자신의 몸에 이상이 나타나면 금방 알아차리지만 몸 상태가 황량한 사람은 이상 현상을 판단하는 측정계가 무디어 있기 때문에 이를 알지 못한다.

　무디어진 신체 감각은 어떤 게 몸에 이롭고, 어떤 게 나쁜지 쉽게 알아차리지 못하여 심각한 상태에 이르러서도 깨닫지 못하는 것이다.

　무디어진 감각의 대부분의 사람들은 어느 정도의 근골격계의 기능 장애를 장애로 생각지 않으며 외관의 손상이나 심한 통증이 일어나서야 심각하게 받아들인다. 사고 등으로 외력에 의해 손상을 입지 않았는데 부상과 통증이 생겼다면 이는 순전히 자신이 몸 씀이 바르지 못했다고 생각하는 게 맞다.

　통증이 없더라도 균형이 틀어지게 보인다던지, 비틀거린다던지, 몸이 뻣뻣하여 동작이 자연스럽지 못하다면 몸은 아픈 것이다. 또 아무런 외부의 자극이 없었는데 단순히 의자에 앉아 있다 일어서면서 허리를 다쳐 병원 신세를 졌다면, 장애물 없는 평탄한 길을 가다 발목을 다쳤다면, 그 사람의 몸은 제 기능을 다하지 못하고 있는 것이다. 즉, 기능 장애를 갖고 있는 비정상적인 몸이다. 이런 사람들은 근골격계의 기능이 왜곡되어 재설계되어 있는 경우이다.

사라진 몸의 기능을 찾아내기 위해서는 근골격계가 원 위치로 돌아오도록 한 다음, 균형과 힘을 되찾도록 해야 한다.

몸이 움직인다는 것은 지레 역할을 하는 뼈와 도르래 역할을 하는 근육이 작동하는 것이다.

어떤 중요한 근육의 사용을 않게 된다면 그 근육이 맡아야 할 일을 대신하게 위해 다른 근육의 힘을 빌리게 된다. 이렇게 다른 근육의 힘을 빌리게 되면 몸은 균형을 잃게 되며 뼈와 근육은 정상적인 위치를 벗어나기 시작하여 더 많은 기능 장애를 일으키게 된다.

여기서 병은 신체 기능을 위주로 하였고, 기능 장애라 함은 신체 불균형(굽은 어깨, 허리 아치 상실 등), 빠른 피로, 뻣뻣함, 근육 경직 등을 포함한다.

몸의 구조와 자세의 관계

몸의 구조를 무너뜨리는 불량한 자세, 다시 말하자면 인체의 기본축인 뼈대의 균형이 흐트러지면 곧바로 신경이나 근육에 영향을 미쳐 움직임이 불편해지고 통증이 뒤따르게 되고 그 틀어진 자세가 오래 지속되면 내장 기관에까지 영향을 주어 병을 일으킨다.

우리 주변을 조금만 둘러보아도 흔하게 들을 수 있는 여러 증상들이 있다. 책상에 앉아 컴퓨터를 조금만 하여도 어깨가 아프다거나, 조그만 스트레스에도 목이 굳어지고 통증이 온다거나, 걸핏하면 요통으로 여러 날 고생을 하는 증상이다. 또한 병원에 가보아도 별다른 이상이 없다고 하는데 소화가 안 되고 속이 항상 더부룩하다거나, 가벼운 운동에도 가슴이 답답하여 운동하기가 겁이 난다거나 등 병원에서는 병증으로 진단하지 않는데 본인 스스로는 많은 불편을 겪고 있는 사람들이 의외로 많다. 그 원인의 상당 부분이 몸의 불균형에서 오는 증상에서 출발한다고 본다.

사람들의 앉아있는 자세 하나만 보더라도 거의 대부분이 바르지 못하다. 자세가 바르지 못하다는 것은 신체 구조상의 근육의 움직임을 고르게 가져가지 못한다는 것을 의미한다. 이는 신체 운동학(미국의 조지 굿허트가 개발한 척추 전문치료법)에서 모든 내장 기관이 최적의 기능을 수행하기 위해서는 근육의 균형 유지가 무엇보다도 중요하다고 보는 관점과도 일치한다.

그 관계들을 좀 더 구체적으로 살펴보면 구부러진 등과 어깨는 심장과 소화 기관 등에 영향을 미치고, 틀어진 골반은 신장을 처지게 하고 처진 신장은 방광을 압박한다.

척추 마디 하나하나에 연관된 증상을 보면 경추(목뼈) 1~2번은 뇌의 혈액 공급을 조절하는 신경다발이 놓여 있다. 이 부분에 손상 또는 자극이 가해지면 두통, 불면, 현기증 그리고 고혈압 등의 증상이 나타날 수 있다. 경추 2~4번은 눈과 귀 그리고 코와 관련된 자율신경이 놓여 있고 경추 4~6번은 주로 스트레스로 인한 근육조직을 경화시키는 현상이 많이 나타난다. 이는 목과 어깨의 통증이 발생하고 인후와 기도에 이상으로 나타날 수 있다.

흉추(등뼈) 2~3번은 심장전반의 신경시스템에 대한 관리가 이루어지고 3~4번은 폐와 기관지와 관계가 있고 4번째 흉추에서 시작된 신경은 위장으로 연결되어 있다.

요추(허리뼈) 1~3번에 이상이 오면 소화 장애 및 변비 또는 장 점막

염증이 초래될 수 있다. 2~3번 요추는 난소, 고환, 자궁과 같은 생식기를 비롯한 방광과 무릎이 이 부위의 관리를 받는다. 요추 4번은 신경전도 및 전립선을 관리하고 이 부위에서 좌골신경통이 시작된다. 이곳이 자극을 받으면 큰 고통이 수반되고 대부분의 요통은 이곳에서 시작된다.

이처럼 우리 몸의 기본축인 뼈대에 이상이 오면 인체 전체의 시스템에 이상이 오게 되는 것이다.

그런데 정작 더 큰 문제는 대부분의 사람들이 자기의 자세 습관이 그릇되지 않다고 생각한다는 사실이다. 실제로 건강과 관련하여 연수를 해보면, 수시로 목이 굳어 불편함을 겪는다. 한쪽 다리에 경련이 인다. 일상 중에 자주 요통을 느껴 힘이 든다는 등등 여러 가지 호소를 한다.

이런 분들의 대부분은 조금 주의를 기우려보면 좌우 대칭이나 자세 등이 잘못되어 있는 것을 발견하게 되는데 본인은 이를 인식을 하지 못하고 있을 뿐이다. 전체 인간의 85%가 신체의 좌우대칭을 정확하게 이루고 있지 않다는 통계 자료가 있다. 건강하게 보이는 젊은 사람들도 35%가 추간판 탈출증이나 추간판 변형에 시달리고 있다한다.

얼마 전 우리나라 10대 청소년들의 척추 측만증 숫자가 14%에 이른다는 보건복지부 발표가 있었다. 현재 병증으로 구별되어지는 숫자가 14%에 앞으로 진전되어질 수 있는 잠재적인 숫자까지 계산하면 10대 청소년 10명 중 최소 3명 정도가 척추측만증 환자가 될 소지가 있다는 것이다. 더구나 이 수치는 척추측만증이라는 하나의 병증으로 얻어진 수치이니, 그 밖에 또 다른 질환자들의 숫자를 합친다면 비율은 이보다 훨씬 높아질 것이다.

　비만에 관한 부분도 빼 놓을 수가 없다. 비만의 상당 부분도 몸의 자세가 바르지 못함으로 불필요한 살을 찌우는 원인을 제공한다. 예를 들어보면 서 있거나 앉은 자세가 복근에 긴장도나 힘을 주기 어려운 불량한 자세가 되면 복근이 약해지면서 배가 나오게 된다.

　학교에서 체육 수업 시간에 새로운 유형의 운동을 시작했는데 바람직하지 못한 움직임으로 잘못된 자세와 근육 경직을 가져오게 됐다면 수업의 의미는 반감되고 말 것이다. 어떤 동작과 기능을 빨리 익히는 것도 중요하지만 거쳐야 할 단계를 빠트리지 않고 제대로 가는지 인체의 구조에 맞는 자세와 움직임에 좀 더 고민을 하고 관심을 가져야 하지 않을까 싶다.

　또 한편으로 이미 불량한 자세로 인하여 자기의 자세가 삐뚤어졌다는 것을 눈치체지 못하는 아이가 없는 가도 유심히 살펴봐야 하겠다. 이는 한쪽에 치우친 자세에 익숙해짐으로써 일종의 신경 시스템 기능 장애라 할 수 있는 '감각 운동 기억상실증'에 걸려 있는 경우가 많다. 이런 사람은 육체적인 건강을 되찾으려면 자신의 신체 상태를 제대로 감지하는 법과 내적, 외적 균형을 찾는 법을 새롭게 익혀야만 한다. 이를 무시하면 고착된 경직 상태가 날이 갈수록 더욱 심각하게 일어나게 된다.

균형이
흐트러져 있다는 것은?

　머리가 앞이나 아래, 옆으로 기울였을 때는 눈과 코와 귀의 위치가 바뀐다. 우리의 공간 지각력(공간 속에서 사물의 위치를 파악하는 능력)에는 대부분 눈과 내이의 작동이 결정적인 역할을 한다. 눈은 방향을 파악하기 위해 지평선이나 그 비슷한 것을 찾아 기준점으로 삼는다. 우리는 지평선을 기준으로 위와 아래, 오른쪽과 왼쪽, 앞과 뒤가 어디인지를 파악한다.

이때 내이에 위치한 3개의 반고리관이 마치 목수의 작업대처럼 서로 직각을 이루며 위치해서 함께 기능하며 기준점(지평선)을 고정적으로 인식할 수 있게 한다.

반고리관은 평형모래막이라 불리는 젤라틴 물질에 있는 미세한 털 모양의 감각세포를 사용해서 위치와 공간을 자각한다. 그러니까 우리는 이동하거나 머리를 움직일 때마다 서로 직각을 이룬 반고리관 안의 털감각세포가 미세한 압력의 차이를 통해 삼차원의 동작을 감지하는 것이다.

그러나 자세에 문제가 있거나 머리가 수평을 유지할 수 없을 때에는 내이의 반고리관이 제대로 기능할 수 없다. 평평한 바닥 위에 직선으로 그어진 선을 따라 걸으면서 머리를 왼쪽으로 기울여보라. 생각보다 바르게 걷기가 쉽지 않을 것이다. '왼쪽으로 기울어진 가파른 비탈길을 걷는 중'이라는 신호를 뇌에 보내기 때문이다.

똑바로 선 채 눈을 감는다. 몸이 흔들리는 느낌이 올 때까지 그 상태를 유지한다. 몸이 흔들리기까지 얼마나 걸리는가? 10~20초 만에 눈을 뜨는 사람도 있다. 눈을 뜨지 않으면 넘어지고 말 것이다. 눈을 뜨는 순간 눈이 내이의 기능을 덮고 통제권을 발휘한다. 머리가 제 위치에 없고 눈을 감은 상태에서는 내이가 균형의 통제권을 넘겨받기 때문에 몸이 휘청거리는 것이다.

균형을 잡으려면 눈과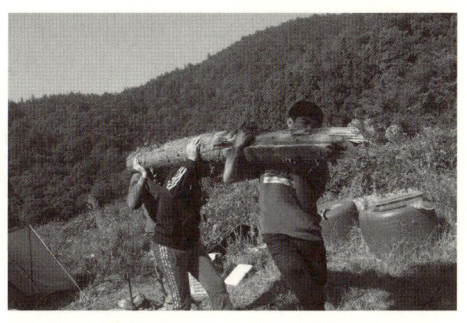
내이가 협동을 해서 정보
를 원활하게 교환하고 뇌
에 정확한 신호를 보내야
한다. 뇌로 보내는 눈과
내이의 신호가 서로 다르
다면 우리의 공간 지각력은 현저히 떨어진다.

현기증의 경우를 보자. 눈의 힘이 뛰어나다고 해도 만능은 아니다. 눈이 틀어진 위치에서 사물을 보고 있다면 그 정보는 부정확해진다.

내이는 내이대로 뇌에 정보를 보내 눈의 판단이 부족한 부분을 메우려고 할 것이다. 그렇지만 눈은 평상시 대로 주도권을 행사하면서 눈이 판단하는 부분에 더 비중을 둔다. 이렇게 되면 내이는 위기가 닥쳤다고 판단해서 점점 더 강한 신호를 보내 뇌의 주의를 끌려고 한다. 이 충돌로 인하여 우리는 뜻과는 달리 휘청거리거나 넘어지는 것이다.

변해가는
인간의 몸과 병

과거와는 다르게 인간의 몸이 급격히 달라져 가고 있다. 먼저 누구나 알 수 있는 외형적인 것부터 살펴보자. 과거에는 나이가 들어가면 허리가 굽고, 다리가 O형으로 휘어지는 변형으로 진전되었다. 하지만 현재는 상당수 사람들이 앞으로 굽어지는 형태가 아니라 옆으로 틀어지는 모양으로 바뀌고 있다. 척추 등이 앞으로 기울어져 지팡이를 의지해야 했던 것이, 이제는 옆으로 틀어지고 휘어져 기우뚱거리는 걸음으로 바뀌고 있는 것이다. 과거에는 볼 수 없었던 현상이다. 조금만 주의를 기울여 주변을 둘러보면 금방 알 수 있을 것이다.

이런 현상은 무엇을 의미할까? 과거에는 충분한 영양을 섭취하지 못한 상태에서 과중한 노동으로 몸에 변형이 일어났다면 현재는 영양은 넘치고 신체 활동이 부족한 상태에서 신체가 약해져 가면서 몸의 변형이 이루어지기에 좌우로 틀어지는 결과로 나타나는 것이다.

그 외에도 팔과 다리뼈가 가늘어져 쉽게 금이 가고 부러지는 것이나 무릎과 발목이 휘어진 아이들을 쉽게 볼 수 있다. 또 과거와 달리 평발이 아주 많아진 것도 신체 활동이 부족하여서 나타난 현상이다. 동물의 기본적인 생명력인 감각 기관 역시도 마찬가지다. 미각은 부드럽고 단맛에 길들어져 쓴맛, 신맛, 매운맛 등에 거부 반응을 일으켜 가고 있다. 인간에게 필요한 중요한 성분들은 여러 맛에 고루 분포하고 있는데, 단맛 이외에는 섭취하기를 몸이 싫어하니 당연히 몸이 조화를 잃는다.

미각 뿐 아니라 후각과 청각 역시도 매연 등으로 무디어져 간다. 본인이 경험하기로 집에 찾아 온 손님들에게 주변에서 나는 자연의 냄새를 맡아보라면, 본인에게는 선명히 맡아지는 냄새를 구별해내지 못하는 것이나 새들의 소리, 바람 소리 등 자연이 들려주는 감미로운 선율 역시도 귀 기울여 들어보라 하여도 쉽게 듣지 못하는 것이다. 인간이란 동물의 생명력이 감퇴되고 있는 증거이다. 이로 말미암아 암을 비롯한 수많은 병들이 인간을 쉽게 괴롭히게 된

자세에 따라 인체의 가장 중요한 추간판에 가해지는 부담은 어느 정도일까?

― 완전히 이완된 상태로 의자에 앉아 있을 때 약 50kg
― 몸을 곧게 세우고 앉아 있을 때 약 90kg
― 의자에서 몸을 앞으로 구부리는 동작은 170kg
― 긴장이 이완된 상태로 서 있을 때 약 100kg
― 서서 몸을 약간 앞으로 기울인 상태는 200kg
― 몸을 앞으로 숙인 상태에서 등을 곧게 펴고 팔을 뻗어 무거운 물건을 들 때는 500kg
― 무릎을 굽히고 물건을 몸에 바짝 붙이면 340kg

추간판의 영양 공급은 삼투 및 확산을 통해서 이루어지는데, 이를 위해서는 충분한 운동이 필수적이다. 수분의 함량을 조절하기 위해서는 휴식이 필요하기도 하다. 가장 편안하게 누워있는 상태의 부담은 약 20kg 정도로 경미하다.

것이다.

   과거에 병들은 자연에서 발생한 세균들이 인간을 괴롭혔다면 지금은 인간이 자연을 망가뜨리고 반자연적인 생활을 함으로써 스스로 병을 만들고 불러들이고 있는 것이다.

3부

신체 활동

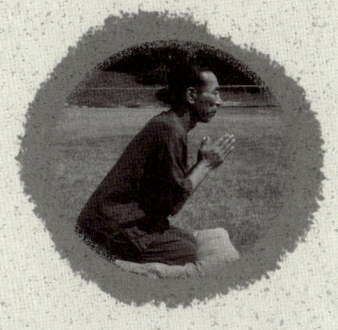

신체 활동을 한다는 것은?

50대 후반의 활동적인 생활을 하는 사람(370명)과 비활동적인 생활을 한 사람(249명)들의 건강이 무너지는 시기를 13년이 지난 후(70대)에 비교해보았더니 활동적인 사람들과 비활동적인 사람들과 평균이 12.8년 정도 차이가 났다.

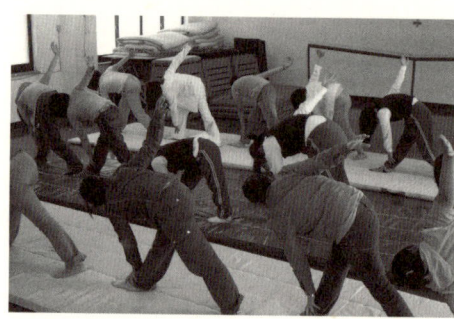

활동적인 삶의 방식을 가진 사람들은 여러 가지로 삶의 질이 달라진다. 사는 동안 질병에 시달릴 위험이 적어지는 것은 물론 자기가 하고 싶은 일을 능동적으로 할 수 있으며 가족이나 자녀에게도 모범적인 행동을 보여줌으로 교육에도 큰 도움이 된다. 사는 그 자체가 무언의 교육이 되는 것이다.

다른 사람들보다 10~20년 더 젊게 살고 싶다면 지금 당장 의자에서 일어나라. TV를 꺼라! 컴퓨터 모니터에서 잠시 눈을 떼라!

통증이 병을 예방한다

왜 의학이 최첨단으로 발달한 오늘날에, 많은 사람들이 여러 통증에 시달리는 이유는 무엇일까?

신체는 움직임에 따른 구조를 수백만 년 동안 진화하여 오늘에 이르렀다. 그런데 갑자기 수십 년 동안에 오랫동안 움직여 왔던 패

턴을 무너뜨려 버렸으니 당연히 신체적 결함이 오고 여러 부작용에 시달릴 수밖에 없게 된 것은 어쩌면 당연한 결과이다. 누구나에게 해당될 수 있는 이 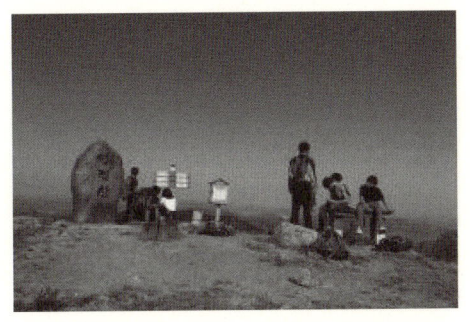 런 신체적 결함이 오는 것을 미리 알 수는 없는 것일까? 다행스럽게도 우리 몸 시스템 중에 이를 알려주는 '통증'이라는 장치가 있다. 통증은 우리 몸의 경보 장치이며 하나의 통증은 또 다른 통증을 불러오는 시작일 뿐이다.

우리는 생활 속에서 여러 통증을 경험한다. '어깨가 결린다.' '허리가 아프다.' '두통이 온다.' '목이 뻐근하다.' 등 많은 호소를 하지만 그것이 무엇을 의미하는 지는 별로 관심 밖이다. 통증은 반드시 그 원인이 있는데, 그 원인을 찾아 치료하지 못하면 제2, 제3의 고통을 겪게 되는 악순환을 불러오게 된다.

통증의 의미는 몸의 어떤 부위(관절, 근육, 신경)에 이상이 오면 더 큰 손상을 입지 않게 하기 위해 경고를 하기 위한 시스템으로 만들어진 것이다. 하지만 사람들은 대부분 이 경고를 무시한 채, 통증을 없애기 위한 방법을 먼저 동원해 버린다. 병의 원인을 찾아 처방하는 것이 아니라 그를 무시하고 덮어두고 넘어가 버리는 것이 되어, 결국 병을 크게 키우는 결과를 가져온다. 무분별하게 진통제나 해열제 등이 대표적인 땜질식 처방에 동원되기 때문이다.

통증을 느끼고 있다는 것은 병에 대한 각성을 하게 되고 이에 대한 대책을 찾게 되지만, 통증을 느끼지 못하는 상태라면 아프지 않은 걸로 착각하게 되어 이를 방치하게 된다. 회복하기 어려운 상태로 악화 될 때까지 방치가 되면, 통증조차도 없어져 버리는 신경마비가 되어 몸은 우리의 명령을 전혀 수행할 수 없고, 정상으로 되돌아가기가 쉽지 않게 된다. 내 몸의 무엇이 통증을 불러오게 하였는지, 생활 방식에서부터 점검해보면 그리 어렵지 않게 그 원인을 찾을 수 있다. 원인을 찾아 고치지 않는다면 당신은 통증에서 영원히 벗어날 수 없다.

소극적 건강과 적극적 건강

서점에 가 보면 10~30분 운동에 관한 책들이 많이 보인다. 건강이 화두가 된 오늘날 바쁘게 살아가는 현대인들에게 하루 30분 운동만으로 건강을 챙길 수 있다는 이론은 많은 사람들에게 매력적으로 들릴 것이다.

하지만 필자의 생각으로는 상당히 위험한 이론으로 생각된다. 의학적인 측면으로, 사람의 몸이 기본적인 심폐 기능이나 근력 등이 유지되면 병에 쉽사리 걸리지 않을 것이라는 기준으로 하루 30분 운동 정도면 되지 않느냐는 이론이지 싶다. 하지만 건강하다는 것은 어떤 병에 걸리지 않았다는 정도가 아니라 자기 삶을 적극적이고 주도적으로 살아가기 위해서 항상 에너지가 충만하여 활기차야 하는 것이다. 하루 종일 별 신체 활동을 하지 않았던 사람이 잠시 30분이라는 시간 동안 땀을 흘리는 정도로는 겨우 현상 유지를 할 정도 이상은 아니다. 일상에서 신체를 적당히 움직이면서 조금 부족한 부분을 30분 운동으로 충당한다면 모를까, 30분 운동만으로 건강 유지가 가능하다는 것은 불충분 조건이다.

도리어 운동 시간이나 양이 중요한 것이 아니라 자신의 조건에 맞는 운동(체력, 성별, 연령 등을 고려)을 찾는 게 선결 조건이다. 그다음이 적절한 만큼(사람에 따라 양은 다르다) 꾸준히 지속하는 것이 바람직하다.

> **퇴행성관절염**
>
> 축구, 스키, 격투기 등 격렬한 운동은 조기에 퇴행성관절염을 일으킬 위험이 매우 높다. 과거 정상급에서 활동했던 45~68세 남자 운동선수들의 무릎 관절을 검사한 결과 축구 선수 14%, 역도 선수 31%가 퇴행성관절염을 앓고 있는 것을 확인 되었다.

보행기를 버려라!

어린아이가 걸음마를 처음 시작할 때를 보면 허리 부위를 회전시키거나 고관절 사용을 잘하지 못하기 때문에, 몸통 전체를 좌우로 흔들며 마치 로봇이 움직이는 모양처럼 부자연스럽게 걷는다. 이는 상체와 하체의 균형 감각이 부족하고 척추와 골반을 좌우로 돌리는 요령이 몸에 배지 않고 동작에 필요한 근육이 활성화되어 있지 않아서라고 쉽게 이해할 수도 있겠다. 하지만 신체 감각이라는 것은 생각처럼 단순하지 않아서 뇌가 특정한 운동 유형들을 활성화시키고 이것들을 다시 개개의 근육과 관절 그리고 뼈의 조화로운 팀워크를 형성해내기 위해서는 수많은 의식적으로나 무의식적인 반복이 뒤따라야 한다. 이 반복적이고 그에 해당되는 유형의 운동이 부족한 경우에는 바르고 조화로운 동작 표현이 쉽게 이루어지지 않는다.

한 예를 들어 요즘의 어머니들은 아이들 돌보는 시간을 짧게 하려고 아이들이 아직 일어서는 능력이 생기기도 전에 보행기에 태운다. 보행기라는 것이 아이들이 일어서는 데 필요한 근육을 제대로 작동하지 않아도 이를 보조해주기 때문에, 결과적으로 보행기를 일찍 태운 아이들은 몸을 일으켜 세우는 데 필요한 근육이 정상적인 발달을 하지 못하게 하는 결과를 가져오게 된다. 일어서는 데 필요한 근육이나 기본적인 평행 감각은 성장단계에서 정상적인 순서를 거치지 못하면 이를 회복하기가 쉽지 않다.

오늘날 우리 아이들이 운동 능력이 떨어지는 이유가 바로 여기에 있다. 다양한 형태의 반복적인 신체 활동 경험이 부족하다는 것이다. 이점을 보완하기 위해서는 특정한 한 운동의 경험이나 단순한 동작의 활동보다는 놀이와 같은 다양한 형태의 운동 경험이 필요한 것이다.

운동 경험을 통한 바른 자세와 몸 씀씀이 못지않게 중요한 게 일상에서 취하는 여러 자세들이다. 우리는 흔히 푹신푹신한 소파나 의자에 푹 파묻혀 앉기를 좋아한다. 그러나 그렇게 앉을 때 허리 근육은 결코 편하지 않다. 푹 파묻힌 자세에서 허리 근육은 구부러진 상태가 되어 피로해지기 때문이다.

구부러진 허리는 연쇄적으로 어깨 등의 근육에 영향을 주어 결국에는 허리 근육의 부담으로 연결된다. 이렇듯 일상에서의 자세는 오랜 시간과 습관을 통해 자세를 변형시키기 때문에 자기도 모르는 사이에 통증과 부상을 가져오게 된다. 일시적인 편안함만을 생각하기보다는 어떤 게 바른 자세인지를 정확히 알고 스스로 책임지고 돌보는 습관을 가져야 할 것이다.

> **우리 몸의 신비**
>
> 운동 중에 일어나는 부상은 대부분 사람들은 운이 없어 일어난 것으로 탓을 한다. 하지만 우연히 일어나는 사고는 없다. 특별한 경우를 제외하고는 부상은 이미 예고되어 있는 것으로 봐야 한다. 엉덩이, 무릎, 발목 등의 축받이가 제대로 정렬되어 활동을 하고 있었다면 어지간한 충격은 거뜬히 견딜 수 있도록 우리 몸은 설계되어 있다. 역도 선수가 자기 몸무게 몇 배를 들어 올리고 축구 선수는 100m에 가깝게 볼을 차낸다는 것을 상상해보라.

건강은
내 안에 있고
가까이 있다

건강에 관련한 궁금증을 갖고 있는 많은 사람들이 원하는 답은 간단한 처방 하나로 자신의 몸을 바꿀 수 있는가 하는 질문이다. 의사의 처방이나 몇 가지의 건강식(?)으로 몸을 관리할 수 있을 거라 생각한다면 그 답은 영원히 찾을 수 없다.

요즘 TV, 신문, 잡지 등을 보면 우리나라에는 건강박사(?)들이 넘쳐난다. 이 또한 바람직하지 않다는 생각이다. 몇 가지 질병에 대한 정보나 단편적인 건강정보에 의존하여 오히려 편견과 편식에 치우쳐 건강이 부실해질 수 있다는 것이다.

한편으로 첨단 과학을 동원한 자료는 실제 그 병을 앓고 있는 사람들에게 도움이 되겠지만, 일반 사람들에게는 별 도움이 되지 못하고 오히려 불안감을 주는 경우도 많다고 본다. 어지간한 병은 우리 몸 스스로도 이길 수 있다. 그런데 이를 외면하고 여러 병원을 전전하거나 특별한 약 처방을 찾아 헤매다 오히려 병을 키우는 경우도 흔하다.

음식에 관한 정보 역시도 그렇다. 특정 음식 몇 가지만으로 몸이 건강해질 수도 없으며 오히려 과다 섭취로 인한 부작용이 더 큰 경우가 많다. 과거 어른들이 우리 귀에 못 박히게 들려주었던 이야기들을 되씹어볼 필요가 있다. 편식을 피하고 골고루 먹어라, 여러 종류의 색 음식이 몸에 좋다, 잘 씹어 먹어야 한다, 적게 먹어야 오래 산다, 잡곡밥을 먹어라, 채소나 과일 이 몸에 좋다. 모두가 다 아는 내용이지 않은가?

우리 주변에는 많은 질병들이 있지만 실제로 세균에 의한 전염병들이나 암 등을 제외하면 병원을 찾아야 하는 병들은 그리 많지 않다. 설사 병에 걸렸더라도 병이 깊은 상태가 아니라면 병원을 찾지 않고도 건강한 사람이라면 우리 몸이 스스로 치료할 수 있다고 생각한다.

좋은 환경에서 신체 활동을 게을리하지 않으면서 특정 음식에 치우치지 않으며 여러 음식을 고루 섭취하고 육류 섭취를 과다하게 하지 않으면서 즐겁게 생활하면 되는 것이다. 한마디로 편리해진 문명의 노예가 되어 안일한 생활을 누리다가 몸이 나약해져 병마가 찾아오고 서구화되어 가는 식단의 폐단과 문명생활이 불러온 환경오염이 우리를 멍들게 하는 주범인 것을 외면하면서 병원을 찾거나 또 다른 처방으로 건강을 되찾으려 하는 것이다.

> **3일, 3주, 3달**
>
> 어떤 운동을 처음 시작하면 누구나 어려움을 겪는다. 먼저는 안 쓰던 근육을 새로이 사용해야 하기 때문이다. 새로이 사용되는 근육은 운동 시작한 1일보다는 2일, 2일보다는 3일정도에 가장 큰 부담을 느낀다. 3일 정도를 이겨내면 그다음부터는 당기고 뭉치는 등의 통증이 점점 줄어들면서 사용하기 시작한 새 근육은 점점 그 기능이 강화된다. 1차로 근육 생성 기간은 사람마다 운동의 강도 등으로 조금 차이가 있겠지만 3주일쯤 소요된다. 3주일이 지나면서부터는 운동에 대한 부담이 줄어들면서 동작도 점점 쉬워져 간다. 몸의 동작 습관이 자리를 잡는 시간은 대략 3개월 정도 걸리기 때문에 운동을 습관화하기까지 최소 3개월의 계획을 가져야 한다.

운동과 스트레스

스트레스를 받으면 인체 시스템은 자동으로 반응하여 에너지 공급을 늘려 근육에는 포도당이 공급된다. 몸에 더 많은 산소가 공급되도록 심장 박동도 빨라지고 혈압이나 맥박도 올라간다. 자연히 성적 충동이나 소화, 면역체계 등은 억제가 된다.

과거 인간의 진화 과정에서 항상 외부로부터 목숨을 위협받는 상황에 대처하기 위해 형성된 이 시스템이, 현대인들에게서는 대부분 엉뚱한 상황에서 발생되고 있는 게 문제가 된다. 목숨과는 상관없는 사회생활 속에서 쉴 틈 없이 경쟁하고 바쁘게 돌아가기에 강도 높은 스트레스를 받는다. 따라서 옛날에는 순간순간 짧은 스트레스에 노출되었던 것이 오늘날에는 하루 종일 스트레스를 받는 것이다.

그 심각성이 육체적인 활동을 하지 않을 때는 더욱 심해진다. 스트레스를 받아 에너지가 증가했는 데도 소모하지 않으니 체내에 고

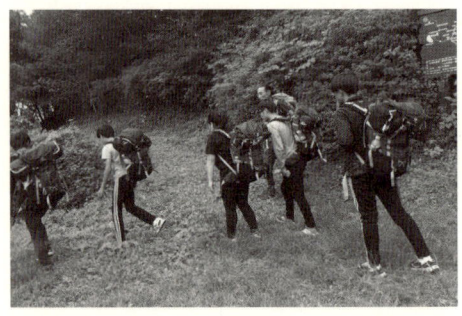
스란히 정체되어 생화학적인 제어 장치에 경보가 울리지만 반응이 일어나지 않는다. 혈당이나 고혈압 등 인체에 해로운 현상을 통제하지 못하고 면역 기능도 상실된다. 그뿐 아니라 뇌에도 스트레스 호르몬이 과잉 분비되어 신경세포를 죽여 뇌의 영역도 수축된다.

현대를 살면서 스트레스가 불가피하다고 본다면 신체 운동이 그에 대한 최선의 대응책이다. 운동으로 근육은 과잉 에너지를 연소하고 혈당치는 정상화되고 백혈구나 항체의 수가 증가하여 면역체계도 다시 정상으로 돌아간다.

> **뇌 스트레스**
> 글루코코르티코이드라는 특정 호르몬으로 우리는 위험한 상황에 처했을 때 주의력을 높여 생명을 보장받는다. 하지만 이 호르몬 분비가 만성화되면 신경에는 독으로 작용하여 뇌의 재생 능력이 사라지며 신경에도 치명적인 결과가 온다.

운동선수들의 수명

급하고 과격하게 신체를 사용할 수밖에 없는 운동선수 출신들이 일반인들보다 수명이 10년 정도 더 짧다는 통계를 보면, 우리의 건강을 지키기 위한 운동이 어떤 것이어야 하는지를 우리가 생활 속에서 어떤 운동을 해야 하는지, 판단할 수 있을 것이다. 급조된 공사는 부실로 이어져 대형 참사를 종종 일으키는 것과 마찬가지로 사람의 몸도 주 근육을 중심으로 급하게 몸을 만들다보면, 건강에 이상이 생긴다.

　우리는 우리의 몸을 진심으로 사랑하고, 급하게 서둘지 않으면서 꾸준히 단련을 해야 한다. 중요한 것은 적당함과 지속성이다. 비만을 해소한답시고 방송사에서 얼마간의 짧은 기간을 정해 몇 kg을 뺐는가에 열을 올리는 경우를 종종 본다. 사람의 신체 시스템을 전혀 무시한 무지함이다. 사람의 신체 시스템은 하루아침에 만들어지는 게 아니라 길게는 7년 정도 걸린다고 한다. 서둘러 체중을 줄이는 것은 도리어 신체 시스템에 혼란을 주어 건강을 더 악화시키는 부작용을 초래하는 것이다.

　정신적으로 심한 스트레스를 받으면 호르몬 분비에 이상이 생겨 칼슘이 몸 밖으로 배출되면서 부족한 칼슘은 뼈에서 가져가므로 골다공증에 걸리게 된다.

날씨와 관계없이 실내생활 시간이 많아졌다

　외부와 차단된 실내 생활이 우리 건강에 어떤 영향을 미칠까?
　추운 날씨에는 특히나 많은 사람들이 실내에서 주로 생활을 한다. 두꺼운 벽과 단열재, 이중창, 온열기 등으로 한 겨울에도 실내에서는 반팔 셔츠를 입고 사는 게 요즘 사람들의 모습이다. 여름은 시원하고 겨울에 따뜻하게 지내는 혜택(?)으로 많은 대가를 치러야

함을 너무 간과하고 산다.

　신체는 자연의 이치에 따라 적절히 적응훈련을 해야 만 생명 순환이 잘 이루어져 항상성 에너지(저항력, 면역성)가 얻어지는데, 실내 공간을 외부와 차단하고 이를 역행하면서 스스로 생명력을 떨어뜨리는 것이다. 실내 온도를 바깥 기온과 너무 차이가 나지 않도록 조절해서 날씨에 맞는 신체 적응력을 가져야 건강관리가 쉬워지는 것이다.

　또 한편으로는 집도 숨을 쉬어야 실내의 공기들이 정화되고 곰팡이들이 발붙이기 어려운 것인데 밀폐된 공간에 스스로 갇혀 오히려 각종 질병에 노출되는 결과를 초래하는 것이다. 설사 질병에 걸리지 않는다고 하더라도 쉽게 피로를 느껴 활동력이 떨어지는 부작용을 피할 수 없다. 흙으로 지은 집이 건강에 좋다는 것은 집이 숨을 쉬기 때문이다.

4부

질병과 신체 활동
― 모든 생명은 움직여야 산다

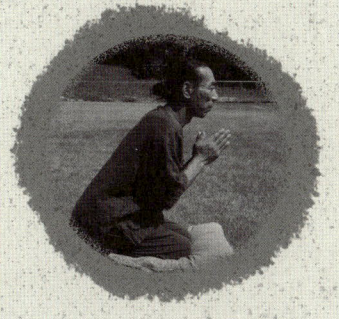

몸의 효율과 비효율

신체가 지니고 있는 여러 능력 중에는 우리에게 이로움을 주는 것이 많지만 어떤 면에서는 해로움을 끼치는 것들도 있다. 그중 몇 가지를 살펴보면 에너지를 효율적으로 이용하기 위해 쓰지 않는 곳에는 에너지를 보내지 않는다.

예를 들어 어떤 사람이 팔을 전혀 사용하지 않는다면 차츰 팔에 에너지 공급을 줄여 가다가 마지막에는 중단해 버린다. 마치 사람이 나이를 들어가면서 노화가 진행되어 신체 기능이 떨어져 가고 끝내는 생을 마치는 것과 마찬가지 이치다.

또 사람이 위급함에 처했을 때 신체의 모든 기관은 본능적으로 비상사태에 돌입하여 모든 에너지와 능력을 동원하여 이를 극복하려고 대처한다. 심장 박동수를 최대한으로 늘리고, 근육은 팽팽히 긴장하고 모든 신경 조직은 평상시 잘 사용하지 않은 말단의 말초 신경 부분까지 작동하게 된다.

위험 상황이 발생하여 신체 모든 기관이 작동하는 것은 우리에게 긍정적인 부분이지만 이로 인해 작동 후 부작용이 발생하게 된다. 과다한 활성산소가 분비되고, 신체가 피로감, 무력감 등에 빠지게 된다. 중요한 것은 위험 상황에 닥쳤을 때 위기를 넘기기 위해 신체가 반응하는 것은 당연하나 우리가 별로 중요하게 생각지 못한 부분에서 문제가 발생한다.

일상에서 많은 사람들이 흔히 겪는 스트레스 상황에서도 신체는 똑같이 작동한다. 바꿔 말하면 신체는 스트레스를 아주 위험한 것으로 인식하고 있어 스트레스는 우리가 상상한 것 이상으로 해로움을 끼친다는 것이다.

 운동을 할 때도 적당한 긴장은 근육의 수축력을 높여 효율을 높이는 결과를 가져오지만 너무 승부에 집착하는 등으로 필요 이상 긴장을 하게 되면 근육의 경직 현상을 일으켜 피로가 쉽게 오고 운동 후에도 회복이 더디게 된다. 운동이 몸에 이롭게 작용하는 것이 아니라 반대로 해치게 되는 것이다.

 운동뿐 아니라 정신노동을 할 때도 마찬가지다. 어떤 일을 시간에 쫓겨 급히 서둘러서 해야 한다거나 자신이 하고 싶지 않은 일을 억지로 한다면, 신체의 여러 기관과 근육은 마찬가지로 스트레스를 받는다.

근육은
명령이 있어야만
움직인다

 근육은 수축과 이완이 자유로워야 재 기능을 발휘하고 무리가 오지 않는다. 움직이라는 명령이 없으면, 근육은 원래 위치에서 꿈쩍도 하지 않는다. 거기에 근육들은 서로 연관관계를 가지고 있어 어떤 근육이 작동을 멈추게 되면 주변 근육도 영향을 받는다.

 척추를 똑바로 유지해주는 근육이 그 기능을 수행하지 않으면 어떻게 진전될까?

 균형을 잡아주는 유연성이 사라지면 척추는 뻣뻣하게 경직되며 불안정해진다. 움직이는 부분이 많은 척추는 작은 힘으로는 뼈를 제자리에 고정시키지 못하기 때문에 중력을 감당하기 더욱 어렵게 되고, 몸통의 위쪽은 앞으로 굽힐 수 있는 구조로 되어 있어 마지 못해 굽혀지는 것을 허용한다. 결국 척추의 구조는 한계에 이르고, 그 자리에서 뻣뻣하게 굳어 버린다.

굽혀져 굳어진 척추는 쭉 펴거나 팽팽하게 하려고 할 때 척추뼈 디스크 전체가 관여하지 않는다. 결국 단면은 충격을 흡수하는 것이 어렵게 되고, 움직이는 범위도 더욱 작아지게 된다.

움직인다는 것은 단순히 뼈와 근육이 일하는 것만이 아니다. 근육과 골육이 일을 한다는 것은 단순히 움직임이나 자세를 담당하는 것이 아니라 순환계, 신진대사, 호흡 등에 모두 관여한다.

한걸음을 움직일 때도 몸 전체의 기관이 관여한다. 움직임을 멈췄다는 것은 몸 전체의 흐름이 멈춰 섰다는 것이고, 몸이 일하지 않는 다는 것은 몸 안의 모든 장기와 시스템이 약화되는 시작점이다. '어깨가 아프다.' '무릎이 아파 걷기가 어렵다.' '식욕이 없다.' '잠을 잘 자지 못한다.' '어지럽다.' '소화가 안 된다.' 등 모두 움직임이 부족해서 일어나는 현상이다.

예를 들어 움직이지 않는다면 폐는 산소 섭취량을 늘릴 필요를 느끼지 못하게 되니 폐뿐만 아니라 폐의 원활한 활동을 돕는 횡경막은 수축과 이완하는 기능까지 떨어지고 만다. 따라서 산소를 공급하는 시스템이 약해지는 결과로 이어지고, 근육이든 뇌든 신체가 산소를 필요로 할 때 충분한 공급이 이루어질 수 없게 된다. 그로인해 신체에 덜 중요한 부분으로 가는 산소를 줄이기 시작한다. 결국은 몸의 조직들은 중요치 않은 단계별로 점차 약화의 길로 가는 것이다.

여러 질병에 대한 신체 활동을 통한 치료 결과

— 매일 걷기를 하고 지속적인 훈련을 하는 사람들은 심장 질환의 위험이 35~37% 줄어들고, 여기에 추가로 금연을 하고 체지방을 줄이며 음식을 조절한다면 심장질환 위험을 83%까지 줄일 수 있다.
— 만성심부전증 환자도 스포츠를 통해 사망률을 35% 낮출 수 있다.
— 심장질환이나 혈관질환으로 인한 사망률을 50% 이상 감소시킬 수 있다.
— 3주간 침대에 누워 있으면 좌골골절의 위험성은 곱절로 늘어나며 이 위험성은 10년간 지속된다.
— 규칙적인 운동을 하는 사람과 앉아서 일하는 사람을 같은 조건에서 격렬한 운동을 시켰을 경우, 앉아서 일하는 사람의 사망 확률이 56배가 높다.
— 일주일 4회 이상 운동을 하는 사람과 주말에만 운동하는 사람들을 비교하면 주 4회 이상 운동하는 사람들이 약 85% 정도 위험률이 낮다.
— 격렬한 운동과 적절한 운동을 비교했을 때, 격렬한 운동이 심장마비를 초래할 가능성이 약 5배 높아진다.
— 50세 이상의 90%는 규칙적인 신체 활동을 하면 득이 된다.

적당한 운동

가벼운 스포츠가 몸의 여러 가지 생리작용에 약을 복용하는 것보다 더 믿을 수 있고 효과도 더 광범위하게 나타났다는 결과가 최근에 와서야 많은 사람들에게 인식되어지고 있다. 아무런 활동을 하지 않다가 강한 신체적인 자극을 주면 심근경색이나 심장병이나 심장마비의 위험이 높아지지만 가벼운 운동은 그런 위험이 없다.

미국항공우주국 NASA에서 1966년에 5명의 젊은 남자들을 대상으로 3주간 댈러스 병원의 침대에 격리시켰다. 몸이 불지 않도록 지방을 뺀 특수 음식을 먹이고 운동은 금지시켰다. 그 결과로 산소를 흡수하는 능력이 28% 감소되었고 러닝머신에서 달리게 하자 두 명은 기절했다. 심장박동수는 25% 감소했고 심장 자체는 11% 수축했다. 혈관에는 혈전이 생겨 급사의 위험이 발생했다. 격리 기간이 5주를 넘겼을 때 불면증에 시달렸으며 심한 불안 심리로 우울증이 생겼고 보다 더 적대적이었다. 그뿐 아니라 청각, 시각, 미각도 약화되었다.

여러 질병의 수술 이후 침상 휴식에 들어간 사례를 분석한 결과, 환자의 상태가 명백히 좋아진 사례는 없었다. 도리어 심한 배통, 급성간염, 암산으로 인한 고혈압, 단순 심근경색, 폐결핵 환자의 경우에는 증세가 더 나빠졌다. 반대로 적당한 신체 활동을 한 환자들의 회복은 훨씬 빨라졌다.

70세 노인들이 4주 동안 활동 없이 지냈을 때 독자적인 능력을 상실할 위험은 60배나 높아진다.

수술과 걷기 운동

좁아진 혈관에 '수술'과 '걷는 것' 중 어느 것이 더 나은지 비교한 실험 결과가 눈길을 끈다. 두 가지 방식이 효과는 비슷했지만 혈관을 절개 하는 경우에는 18%가 부작용을 초래했다. 혈액응고 억제제도 걷기 훈련이 주는 효과에 훨씬 미치지 못했다. 약물복용의 경우에는 통증을 느끼지 않고 걸을 수 있는 시간을 38% 늘렸지만, 걷기를 한 사람들은 86%를 끌어올렸다.

유명한 미국의 아이젠하워 대통령은 심근경색을 운동 처방으로 극복하고 재선에 출마하여 두 번째 미국 대통령의 직무를 수행했다는 이야기는 아는 사람들은 다 알고 있는 사실이다.

심장질환

운동을 하게 되면 신체에 가장 많은 일을 하게 되는 기관은 심장이다. 이로 인해 운동 중 사망하는 사고가 종종 일어난다. 젊은 운동선수들도 자신의 신체 상태를 확인하고 운동 시에 현기증, 기절, 흉부통증, 심계항진, 심각한 헐떡임 또는 비통상적인 증상이 나타날 경우에 반드시 검사를 해봐야 한다.

젊은 운동선수들이 심장으로 인해 사망하는 경우는 일반적으로 관상동맥선천성 이상, 심근의 비정상정 비후(비후성 심근병), 심근의 염증(심근염) 또는 약물의 남용 등의 비심장 질환에 의한 것이다. 중년이나 그 이상의 연령층인 사람들에게 발생하는 돌연사는 일반적으로 관상동맥질환이나 심장마비에 의한 결과이다.

필자가 근무했던 학교에서도 비슷한 사례가 있다. 심장병 수술로 운동을 할 수 없다고 생각했던 아이가 반년 정도의 꾸준한 운동 처방을 한 결과 2박 3일 동안의 지리산 종주를 무사히 마칠 수 있었다. 이후 이 아이는 다른 아이들과 똑같은 체험 활동을 수행할 수 있게 되었다. 항상 한 교사가 함께했음은 물론이다.

규칙적인 운동은 심장을 보호하는 역할을 하는 것은 사실이지만 운동의 시작단계에서 충분한 적응을 거치지 않으면 심장은 과도한 압박을 받는다.

관절염 환자는 운동을 하면 안 된다?

염증으로 인한 만성적인 류머티즘성 관절염의 일반적인 증상은 관절이 붓고 아프며 경직되어 신체 활동의 기능이 약화된다. 일반적인 상식으로 염증이 발생한 관절은 운동을 하면 더 심하게 손상되는 걸로 생각한다. 하지만 이런 염려는 근거가 없는 것으로 밝혀졌다.

네델란드 연구진에서 300명 이상 되는 환자들을 1주일에 두 차례(1회에 40분 정도 근력 운동과 운동 게임 등) 약 2년간 운동 프로그램에 참여시키면서 관찰한 결과, 관절의 염증 반응이 완화되었으며 또한 정상적인 치료(운동 처방이 없는 일반적인 치료)를 받은 그룹에 비해 골밀도 손실률도 둔화됨을 확인하였다.

관절염을 앓고 있는 환자들을 대상으로 단순히 병에 대한 조언을 한 그룹과 적당한 운동을 처방한 두 그룹으로 나눠서 4개월이 지난 다음 통계를 내놓았다. 그 결과 단지 병에 대한 조언을 한 그룹에서 통증은 12% 감소하였지만, 신체적 활동을 한 그룹에서는

43% 감소하고, 관절 기능은 44% 향상되었다.

60세가 넘은 퇴행성관절염 환자 250명을 대상으로 두 그룹으로 나눠 관리 지도만 하는 그룹과 운동 처방(걸음이나 기구 운동)을 한 그룹으로 나눠서 1년 정도 시간이 지난 뒤 결과를 조사하였다. 관리 지도만 받은 그룹은 독자적인 능력을 53% 상실하였고 운동을 한 그룹에서는 37% 정도였다. (보스턴 터프츠 대학)

신체 활동은 병든 조직에 새 혈관을 생기도록 하고 세포를 치료하며 병의 진행을 멈추게 한다. 근육을 단련시키는 사람은 자신의 노화세포에 신선한 영양물질과 성장물질을 공급하는 것과 다름없다. 이를 통해서 새로운 신경세포가 성장한다. 이렇게 생성된 새 세포들은 자극에 민감하기 때문에 학습 능력도 뛰어나다. 그러나 이것들은 사용하지 않으면 몇 주 지나지 않아 다시 소멸하고 만다.

다행스러운 것은 어느 연령대나 운동을 하여 자극을 주면 새롭게 생성된 세포로 반응을 보인다는 것이다. 마사지, 온천욕, 약수요법, 팩 등이 몸을 수동적으로 만들어 결국 몸의 생명력을 떨어뜨리는 결과를 가져온 것이다. 호르몬제, 세포재활주사제, 비타민 요법, 분자교정의학 치료법 등이 성공할 수 없었던 이유도 신체 활동이 병행되지 않음이 그 가장 큰 원인이 아닐까?

암과 운동

의사들이 암의 원인을 밝히려고 할 때 비만증이 중요한 역할을 하는 것으로 평가하는 이유는 여러 조사들을 통해 보면 그 이유를 알 수 있다. 미국 암학회에서 남녀 90만 명을 대상으로 20년 전과

현재 체중을 비교하여 암 발병률을 조사하였다. 그 결과, 비만이 심한 경우 악성종양으로 죽을 위험이 88%나 높다는 결론을 내렸고, 암으로 사망한 전체 사망자의 여자는 20%, 남자는 14%가 비만증의 영향을 받았다고 평가하였다. 국제암연구국의 전문가들은 모든 암의 25%는 과체중, 비만, 비활동적인 생활습관에서 오는 것이라고 평가한다.

체내에 지방질이 축적되면 전체적으로 신진대사를 방해하고 에스트로겐의 작용이 혼란을 겪게 되고 인슐린의 제어장치도 균형을 잃는다. 이 모든 과정은 수동적인 생활 습관으로 더욱 악화되고, 근육 감소 현상도 점점 강화되며, 그에 따라 지방질은 더욱 쌓인다. 그 밖에도 지방 조직에서는 암 생성의 원인이 될 수 있는 온갖 전달물질들이 만들어지기 때문에 종내에는 인체의 고유 메커니즘을 방해하게 되는 것이다.

암 예방에 운동이 매우 큰 영향을 미친다는 사실은 최근 많은 사람들이 인식하게 되었지만, 치료 과정에서도 운동이 필요하다는 인식은 아직 확산되지 못하고 있다. '사람이 암에 걸리면 무엇보다 휴식과 신체 보호가 필요하다'는 과거의 인식 때문에 아직도 스포츠를 엄격히 금지하고 있기 때문이다.

병에 걸렸다는 정신적 충격에다 방사선 요법, 약물치료 등으로 피폐해진 사람에게 신체 활동까지도 제한하니 생리적인 부작용이 나타나기 쉽다. 종종 빈혈이나 심장 질환에 시달리기도 하고 성취 능력이나 활력이 떨어진다. 결국 이들은 빠른 속도로 피곤해지고 호흡도 가빠지며 지방질이 축적된다. 이렇게 해서 환자는 이른바 만성피로증후군에 걸린다. 이런 가망 없는 환경으로부터 벗어나기 위해 암에 걸린 간호사 출신 슈바르츠는 휴식 대신 하드 트레이닝을 선택해 조깅과 테니스를 했다. 신체 단련으로 병을 극복한 슈바르츠는 자신의 경험을 바탕으로 연구 프로젝트를 맡아, 과학적으로 '육체 운동이 실제로 만성피로증후군을 경감시키고 그들에게 활력을 되찾아줄 수 있다'는 것을 증명하는 연구를 성공리에 마쳤다.

고환암을 극복하고 투르 드 프랑스 대회에서 7번이나 우승한 랜스 암스트롱은 자신은 "암에 걸리고 나서 몸이 더 강해졌다."고 말한다. 생존하고자 하는 본능이 더 활동적인 삶으로 이끌었다는 것이다. 과학자들은 이미 발생한 암에 대해 운동이 어떤 효과를 미치는지 아직도 연구 중이다. 최소한 지금까지 발견된 사례로 비추어 볼 때, 운동이 환자의 정서나 체력을 호전시키고 방사선 치료나 화학 요법에서 오는 부작용을 줄인다는 것만은 확실하다.

신체 활동이나 스포츠를 통한 암 예방이나 치료 연구들이 지지부진한 이유는 무엇일까? 운동화나 운동복을 사용하는 연구를 지원할 제약회사는 없기 때문이다.

암을 예방하는 방법

암 발병률로 보면 3~4명 중 1명 꼴로 암에 걸린다. 암이란 불청객은 누구에게도 자유로울 수 없는 무서운 질병이다. 20년 전 한 젊은 의사가 암 기록을 정리한 자료를 놓고 환자들의 생활 방식들이 어떠했는지를 분류해보았다. 그랬더니 육체적인 활동이 강하게 요구되는 직업일수록 장암에 걸리는 비율이 낮은 것을 발견했다. 이후 여러 암에 대한 조사가 이루어졌는데 유방암, 전립선암 등에서도 이를 확인할 수 있었다.

장암의 경우 1주일에 평균 4시간 운동을 한 사람들에게서는 좋지 못한 성향을 보이는 세포의 증식이 운동을 하지 않는 사람에 비해 훨씬 적게 나타났고, 5시간 운동한 사람들에게서는 더 떨어졌다. 유방암의 경우에는 폐경기에 들어선 비교적 늦은 나이에 운동을 시작한 사람조차도 유방암 위험을 20% 낮추는 것으로 나타났다. 이를 위해서 1주일에 5일, 매회 30분간 빠른 걸음으로 산책을 한다거나 자전거를 타든가 하는 가벼운 운동만으로도 충분하였다. 심지어 청소나 요리, 다림질 같은 가사노동도 유방암 예방에 효과가 있다는 연구도 있다.

또 아시아권에서는 그렇게 흔하지 않고 미국 등에서 많이 발병하는 전립선암의 경우는 육체적인 활동을 하지 않는 사람에게서 전립선암의 위험률은 10~70% 높아지는데, 아시아권에서 미국으로 이주해 서구적인 생활 방식을 선택한 사람들이 미국인들과 엇비슷한 비율로 전립선암이 발병한 것으로 나타나는 것을 보면 육체적인 활동과 식습관이 전립선암 발병에 큰 영향을 미치는 것으로 보여진다.

암이 두렵다면 신체를 부지런히 움직이고 서구화된 식습관을 고치는 것이 최우선이다.

누구나
가질 수 있는 건강

캐나다 온타리오 주 남부에서 사는 기독공동체를 이루며 살고 있는 '알트아미슈' 족은 아직도 남자들은 쟁기로 밭을 갈며 손으로 우유를 짠다. 여자들은 카펫 먼지를 몽둥이로 털고 압착 롤러로 빨래를 돌린다. 아이들은 걸어서 학교를 간다. 이들은 거의 예외가 없이 80세가 넘도록 정상적이 활동을 한다. 하루 평균 남자는 1만 8천 보를 걷고 여자는 1만 4천 보를 걷는다. 고기구이나 감자 같은 칼로리가 높은 음식과 소스를 즐겨 먹고 집에서 과자를 구워 먹는데도 전체 주민 중 비만에 해당하는 사람은 4%에 불과하다.

나이 들어서 운동의 효과를 의심하는 과거의 상식은 이미 옛이야기가 되었다. 과거에는 나이가 들면 부상 등의 위험을 염려하여 운동을 기피하거나 운동 아닌 다른 방법으로 건강을 찾으려는 시도들을 하였다. 설혹 운동을 하더라도 별반 효과가 없다고 믿었기 때문에 운동을 하면서도 현 상태를 유지하는 정도의 소극적인 개념이 주류를 이루었다.

하지만 최근의 여러 자료를 보면 70세를 넘어서도 능력에 맞는 운동을 처방하면 근력 등의 신체 기능이 발달한다는 보고가 있다. 도리어 나이 들면 모든 기능이 저하되기 때문에 운동의 처방이 더욱 필요하다. 따라서 나이나 자신의 체질이나 개인차에 맞는 운동 처방이 더욱 필요한 것이다.

나이든 노약자뿐만 아니라 우리나라의 스포츠 분야는 성장기 아동에 대한 체력관리, 즉 성장기에 맞는 적절한 훈련 및 단련 방법이 개발되지 못하여 성인 선수가 되기도 전에 신체장애나 각종 질환에 시달려 선수생활을 제대로 하지 못하고 그만 두는 경우가 다반사다. 누구라도 자신에 맞는 운동을 처방하고 찾아갈 수 있는 다양한 프로그램 개발이 필요하다.

50세가 되면?

사람들은 젊었을 때 신체 활동이 언제까지나 유지될 것으로 착각(?)하거나 그렇게 되기를 원한다. 하지만 신체는 마음처럼 따라주지 않는다. 50세 이전은 선천적으로 물려받은 정기에 80% 정도를 의존하면서 살다가, 50세 전후로 이 의존도는 20% 정도로 떨어지게 된다. 따라서 이후의 삶은 후천적으로 지금까지 어떻게 살아왔는가와 현재 어떻게 생활하는가에 따라 건강하게 산다던지 아니면 이전과는 달리 여러 병치레를 하면서 힘들게 살게 되는 것이다.

주위를 둘러보면 어렸을 적에는 병약했던 사람인데, 나이 들어서 도리어 건강하게 살고 있는 사람들이 종종 있다. 이는 후천적인 노력으로 얻어진 결과이고, 반대로 젊었을 때 건강했지만 나이 들면서 건강을 잃어 힘들어 하는 사람들도 있다. 이는 선천적인 자신의 건강만을 믿고 후천적으로 몸을 함부로 썼던 결과인 것이다. 하지만 실망할 이유는 없다. 지금부터라도 몸을 살피면 되기 때문이다.

50세가 된 사람들을 조사하여 어렸을 때부터 운동을 꾸준히 해온 그룹과 평소 운동을 전혀 하지 않고 살아왔던 두 그룹을 추출한 다음 실험을 하였다. 실험 내용은 운동을 꾸준히 해왔던 그룹은 운동을 멈추게 하고 운동을 하지 않았던 그룹은 운동처방 전문가들의 도움을 받아 단계적으로 체력을 끌어올릴 수 있는 프로그램을 적용하여 운동을 6개

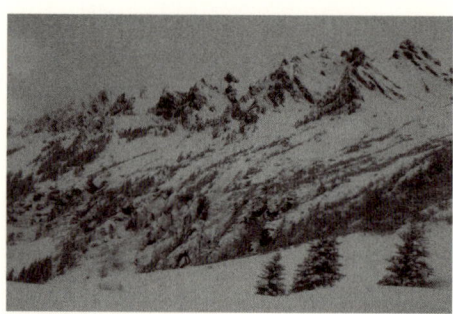

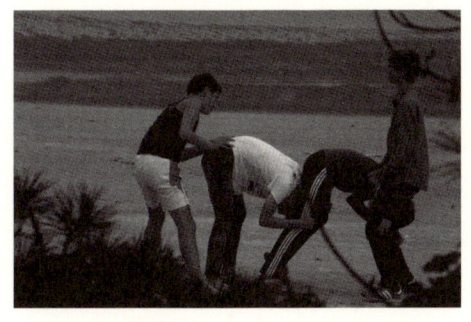
월 지속시켰다.

　그 결과 운동을 꾸준히 해왔던 사람일지라도 6개월간 운동을 멈추었더니 운동을 하지 않았던 체력 수준과 거의 비슷하게 떨어지고, 운동을 하지 않고 살았더라도 6개월간 운동을 한 그룹은 꾸준히 운동을 해온 그룹과 비슷한 신체 상태를 회복 하였다. 즉 아무리 운동을 오래 해 왔다고 하더라도, 6개월 정도 운동을 멈추면 신체 능력이 현저히 떨어지고, 이전에 운동을 하지 않고 살았더라도 6개월 정도 꾸준히 운동을 하면 신체 능력은 충분히 회복이 된다는 것이다. 몇 십년 운동을 한 사람과 6개월 운동을 한 사람의 차이는 격렬한 운동에 필요한 최대운동 능력에 차이를 보였을 뿐, 건강에 중요한 심박수, 혈압, 심장의 최대수축능력 등은 충분히 향상되었던 것이다. 결론적으로 말하면, 신체의 생명력은 언제라도 우리가 마음만 먹으면 회복시킬 기회를 주고 있는 것이다.

　몸은 일종의 기계와 같다. 뼈는 나무나 쇠로 보고 근육은 성능이 우수한 고무줄로 생각해보면 이해하기가 한결 쉬울 것이다. 뼈를 보면 단단한 물질로 만들어져 있는 것 같지만 쓰지 않으면 녹이 슬고 너무 과도하게 사용하면 수명을 다하지 못하며 근육은 적당한 강도로 지속적으로 사용하면 그 수명이 오래가지만 너무 강한 힘을 받으면 끊어지거나 손상이 되고 또 쓰지 않으면 탄력을 잃어 그 기능을 다하지 못한다. 단지 기계와 다른 것은 회복력이라는 자연 치유력이 있을 뿐이다.

근대화 이후에 서양식의 교육과 사고 속에서 자연스레 동양의 수많은 철학과 경험들이 과학이라는 서양 이론에 견주어서 증명이 안 되고 명확하게 확인이 되지 않았다는 이유로, 그 가치를 인정받지 못하고 우리 주변에서 사라지고 말았다. 하지만 현대에 이르러 과학이라는 한 단편적인 지식만 가지고 인간과 우주, 자연을 재단하려 했던 결과로 수많은 오류와 재앙에 직면해 있는 것을 누구나 알게 됐다. 오랜 세월의 지혜가 능히 과학을 뛰어넘는 진리를 가지고 있음에도 이를 무시한 결과라고 보여진다. 오랜 세월 동안 동양에서는 신체와 정신을 하나로 보고 많은 수련과 그 성과들을 축적해왔다. 서양식 운동 방식에서 필요한 부분은 취하고, 오랜 세월동안 심신의 조화를 추구해왔던 동양식 운동(심신수련)에 눈을 돌려 그 장점을 살려야 할 때가 아닌가 생각한다.

오랜 세월 동안 인간은 자연환경을 무분별하게 파괴해왔다. 이제 자업자득의 결과로 인간 본연의 본성을 차츰 잃어가는 재앙으로 되돌려 받고 있다. 자연이 파괴되어 자정 기능을 상실하기 시작하는 것뿐 아니라 생활 주변 온통 반자연적인 요소로 넘쳐난다. 가장 생존에 기본적인 밥상조차도 자본이 바탕이 된 기업의 횡포로 가공식품으로 넘쳐난다. 식탁을 위기로 몰아가 자연 그대로의 밥상은 '약 밥상'이라 불러야 할 정도로 심각해졌다.

인간 존엄과 자본이 서열이 바뀐 지도 꽤 시간이 된 것 같다. 이런 총체적인 난국 속에서 자라는 아이들이 정상적으로 살아간다면 오히려 이상한 게 아닌가 싶다. 정서불안, 우울증, 행동장애, 아토피, 불면증 등 수많은 병 아닌 병으로 고통받고 있다. 교육에서도 이를 외면해서는 안 되는 시대에 우리는 살고 있지 않은가?

부록

절 명상 체험담

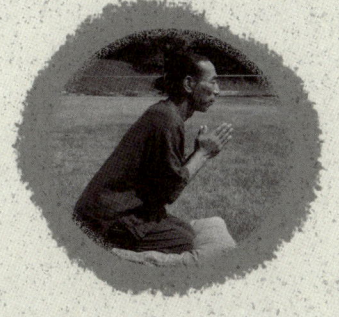

나를 살린 고마운 '절 명상'
최연규 교사

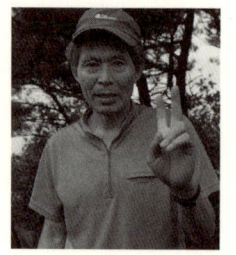

2013년부터 내가 김영효 선생님과 함께했던 대안학교는 전국 공립중학교로는 처음으로 시도하는 특별한 학교라 모든 것이 생소해서 몸고생, 마음 고생이 심했다.

나는 1학기 6월 무인도 체험 이후, 몸에 이상이 온 걸 알게 되었다. 옛날 어른들이 "맛이 갔다."는 말을 했는데 바로 내가 밥맛이 싹 사라져 버려서 액체로 넘기는 것 외에는 목으로 무엇을 넘기는 것이 힘들어서 씹는 것을 거의 포기해야 할 정도로 힘들어져 갔다.

몸에 이상을 느끼면서도 바쁜 일상과 절 명상을 함께하기로 했다. 처음 시작에는 매우 힘이 들었지만 매일 학생들 덕에 지속을 했고 조금씩 몸에 변화를 느끼면서 여름 방학 때도 쉬지 않고 1번씩은 하고서야만 잠을 잘 수 있었다. 병원에서 처방하는 약을 복용했지만 맛에는 변동이 없어 거의 액체나 과일에 의존하며 생활했다. 대체의학을 하는 선생님께서 위암 초기라는 진단을 받고 놀랐지만 현대 병원에서는 진단이 나올지는 미지수라는 말을 듣고 그 분의 처방에 의존하면서 방학을 겨우 넘겼다.

개학하자마자 2박 3일의 지리산 종주 수련이 기다리고 있었다. 평소 등반을 좋아하지 않아 별로 산행을 해본 적이 없었고, 음식을 정상적으로 섭취하지 못한 상태(2달 정도)로 지리산 종주가 가능할까? 여러 선생님들의 걱정이 있었지만 김 선생님의 격려로 참여하게 되었다(포도 6송이와 꿀을 준비, 산행 2박 3일 동안 곡류는 섭취하지 않고 포도와 꿀만 섭취하였다).

우여곡절 끝에 힘든 일정을 이겨내고 마지막 날 천황봉 정상을 밟았을 때의 감동과 자신감, 생명의 싹이 새로 올라오는 듯했다.

지리산 종주 후 절을 제대로 하고 싶은 욕구가 생겨서 처음에 욕심 많게 100배를 목표로 했는데, 시간이 1시간 30분 넘게 걸렸고 매우 힘들었다. 특히 무릎을 구부릴 때 털썩 놓아지는 것 때문에 5분은 예비동작을 하고 나서야 겨우 시작할 수 있었다. 음식 섭취도 용이하지 않았고 허리도 좋지 않은 상태인지라 온몸이 아우성을 질러댔다. 하지만 지리산 수련의 감동을 생각하며 이를 이겨냈다. 절을 끝냈을 때 힘이 들어 절뚝거릴 때도 있었지만 차츰 적응이 되면서 은근히 기쁜 마음이 생겼다.

3개월이 되면서 내 방에 들르신 선생님이 내가 한 시간이 넘게 걸린다는 말을 들으시고 시간을 줄여 10분 정도로 자주하는 것으로 바꿔 보라 하셔서 하루에 최소 30분으로 바꾸고 틈나는 대로 10분 정도로 나눠 하기 시작했다. 그랬더니 절하는 시간(1배)도 조금씩 길어졌다. 한꺼번에 100배 할 때는 그 숫자에 얽매여서 그랬는지 1분 30초 정도 걸렸다. 하지만 시간을 30분으로 줄였더니 여유가 생겨 거의 2분 가까이로 길어졌다. 횟수에 대한 의식이 30분이라는 시간으로 바뀌면서 한 번 한 번하는 절의 시간에 초점이 맞추어졌다.

겨울 방학이 시작할 무렵 선생님께서는 이젠 호흡에 신경을 써보라고 하셨고 이미 호흡은 진행되고 있었기에 무슨 말을 하시는지 알게 되었고 점점 더 자신감이 붙기 시작했다.

고등학교 친구들과의 모임에서 터키 여행을 계획하면서 나를 걱

정했는데 자신감이 들어서 함께했다. 지금도 그때 찍은 동영상을 보면 지금의 나와 격세지감이 느껴진다. 몸무게가 12kg이나 빠져 얼굴은 광대뼈에 학생들이 해준 붉은 머리 염색이 초췌해 보이지만 캠코더를 들고 친구들과 함께한 귀한 여행을 기록에 남기려고 동분서주했던 모습이 새롭다.

절 명상의 최고의 후원자는 아내이다. 나의 건강이 좋아지는 걸 확인하면서 아내도 절 명상을 시작하게 되었는데 절을 시작한 지 3년이 지난 지금까지 다른 요가 동작과 함께 꼭 절 명상을 같이한다. 중요한 것은 꾸준히 지속하는 것이라 생각되고 지금 나는 한 번에 7배를 한다. 1배 절하는 데 걸리는 시간은 3분이 넘게 걸리니까 20분 정도 소요된다. 호흡과 함께 머리에서 근원에 도달하는 단계를 일곱 단계로 보고 그 의미를 살리면서 하고 있다. 아마 생을 마치는 날까지 지속되리라 보고 있다. 그간 살아오면서 정신적이고 영적인 가치에 최고의 자리를 내주고 살아왔던 때가 있었다. 자주 좌절하면서 단계의 반복이 나를 괴롭혔던 이유가 너무도 간단한 데 있었다는 것을 알려준 김 선생님께 고마움을 느낀다.

은퇴 후 고향에서 2,600평의 논과 600평의 밭을 어머니와 함께 일구면서 몸의 소중함을 다시 느끼고 살고 있다. 젊었을 적에는 하지 않았던 농사일까지 하면서 행복하게 살고 있다.

제아무리 소중한 정신적 가치도 그것을 담는 몸이 허물어지면 무얼 하겠습니까?

건강을 잃으면 재산도 명예도 어디다 담을까요?

김영효 선생님 고맙습니다.

절 운동과의 만남
조남미 교사

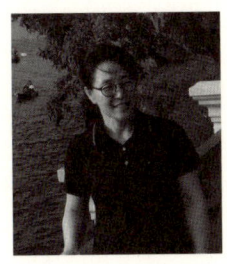

    2015년부터 대안학교에 사제동행 절 운동에 동참하는 경험을 하였다. 천천히, 느리게 진행되는 동작이 매우 어렵게 느껴졌으며, 동작을 따라하면서 허리 통증을 느끼게 되었다. 절 운동을 계속할 수 없었다. 허리 통증이 사라지면서 다시 시작하기를 거듭하였다. 절 운동하는 자세가 상당히 어려웠고, 제대로 된 자세인지 확신이 서지 않았다. 나의 몸에 맞춰 서서히 쉬었다가 다시 하기를 거듭하면서 점차 허리의 통증이 사라졌다.

    나는 50세 이후부터 허리 통증과 발 시림 현상으로 불편함을 겪고 있었다. 절 운동을 하다가 허리 통증을 느끼게 되면 걷기운동을 병행하였다. 어느 사이 허리 통증은 사라지고 일상에서 불편함을 못 느끼게 되었다. 절 운동 속에 발가락 굽히는 동작을 하면서 발의 혈액순환이 잘되는 느낌을 받았다.

    절 운동을 계속하는 것은 상당한 인내심이 필요하다. 하다가 중지하기를 거듭하였지만 지금은 속도를 점차 늦출 수 있고, 자세도 예전에 비해 많이 좋아진 것 같다. 집중이 잘 안 될 때는 절을 하다가 넘어진 적도 많았다.

    절 운동은 일상생활을 하는데 몸과 마음을 최적화하는 것 같다. 마음이 부산할 때는 일에 집중이 잘 안 된다. 그럴 때마다 절 운동을 하다 보면 어느새 마음이 정리가 되고 편안해짐을 느낀다. 절 운동을 하다보면 명상이 저절로 이루어지게 된다고 김영효 선생님께서 말씀하신다. 몸과 마음으로 느끼게 되니 이제 절을 하면서 명상할 수 있도록 한 가지에 집중하려 노력하고 있다.

공립대안 특성화 학교에 근무하면서 여러 가지로 부적응 학생들을 많이 만나게 된다. 교사가 먼저 몸과 마음이 행복하고 건강해야 아이들에게 긍정적인 에너지를 줄 수 있다는 것을 절감한다. 절 운동으로 나의 몸과 마음을 건강하게 만들어야겠다는 동기 유발이 되어 참 좋다.

척추가 바르지 않았던 아이가 절 운동과 걷기를 통해 바르게 되어가고 건강에 자신감을 갖게 되는 것을 보았다. 생활 속에서 잘못된 자세로 흐트러진 몸을 본래의 건강한 상태로 복원해주는 기능을 절 운동이 해준 것이다. 나의 몸도 절 운동으로 건강한 상태를 지속할 수 있을 것이라 기대해본다.

절 운동을 만나게 해주신 김영효 선생님께 감사드린다.

우리의 삶에 건너 뛰기란 없다
손영하 교사

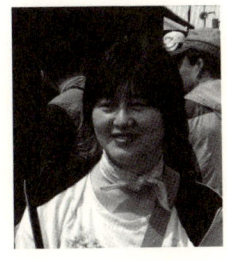
나이가 든다는 것, 묵혀진다는 것은 준비하진 않았지만 당연스레 날 찾아왔고 그 와중에 우연히 공립 대안학교도 접하게 되었다. 준비하지 않은 나이듦, 준비 못한 대안학교 교사인 나는 심하게 허덕댔다. 아무것도 할 수 없어서 아침마다 텅 빈 교실에서 아이들을 기다리며 청소만 하던 나는 이 학교에서 내가 할 수 있는 일이 무엇일까를 찾게 되고 건강관리도 하면서 아이들과 함께 할 수 있는 '절 명상' 수업에 동참하게 되었다.

절 명상 수업을 이끄시는 김영효 선생님을 따라 아이들과 함께 흔히 알고 있는 '108배'를 상상하며 시작하였으나, 전혀 다른 '절'이었다. 108배가 운동 차원이었다면 처음에 운동으로 접근했던 내가 지금 하고 있는 '절'은 전혀 다른 것이었다. 운동에 대해서 잘은 모르지만 운동은 시간이 지나면 차츰 익숙해지고, 요령을 알게 되면 훨씬 쉬워지는 것이지만, 선생님과 함께하는 '절'은 잠시라도 한눈을 팔면 나의 멘탈이 다 드러나는 거울과 같은 오묘한 것이었다. 조금이라도 요령을 피우면 금방 흐트러지고 엉덩방아를 찧으며 나의 불성실함을 온몸으로 표현할 수밖에 없었다. 그런 쪽팔림이 싫어서 요령을 피울 수도 없었고 오로지 내 몸에 집중하다 보니 신기하게 그 불편한 동작들이 어느새 편안해지고 얼마만큼 자유로워질 수 있었다.

물론 2년이 지난 지금도 이 명상 '절'이 온전히 나의 것이 된 것은 아니다. 학기 중에는 아이들과 사제동행으로 아침마다 함께하지만 방학 중에는 다소 '절'로부터 자유로워진다. 그렇지만 '절 명상'을 통해서 여러 가지에 지쳐 있고 스트레스로 축 늘어졌던 내 몸 여기저기가 탄력적으로 살아남을 느낀다.

특히 심한 산악훈련 후유증으로 거의 일 년을 왼쪽 어깨를 전혀 사용할 수 없었으나, 이제는 아무 문제없이 자유롭게 사용할 수 있다. 또한 어느 때부터 느껴지기 시작한 호흡법에도 서서히 집중하며 '명상'의 즐거움에 빠져든다.

삶의 여정에 따른 순리에 내 몸이 반응하는 것일까? 우리 삶에는 절대 '건너 뛰기'가 없는 것일까? 이런 어쩔 수 없는 의문을 가지면서 내 앞에서 끙끙대는 아이들을 생각한다. 내가 느꼈던 삶의 고무줄을 훅 땅겨서 아이들에게 건네주며 이렇게 말해주고 싶다.

"너희들의 어려움을 '절 명상'으로 조금이나마 해결할 수 있단다. 몸과 마음이 깨어나는 즐거움을 우리 함께 해보지 않을래?"

사제동행, 그리고 절하기와 명상

국중화 교사

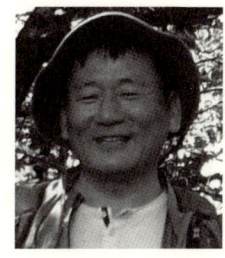

지금 내가 근무하고 있는 학교는 2013년 학교 부적응 학생의 학교 적응을 목표로 설립된 학교로 특이하게도 대안학교와 위스쿨과 같은 성격의 가변학급이라는 두 개의 상이한 교육과정을 운영할 수밖에 없는 학교이다.

대부분의 신설학교들이 기존 학교에 비해 여러 어려움이 있지만, 대안이라는 이름을 가지고 출발하는 이 학교는 전라남도 공립학교에서는 처음이라 학생이나 교사들 모두 낯섦을 넘어 어려운 문제들이 한두 가지가 아니었다. 그중에서도 학생 생활지도가 가장 큰 어려움이 있었고, 생활지도의 새로운 접근을 위하여 교사, 학생, 학부모는 가족회의에서 사제동행 생활규정을 제정하였다.

지금까지의 선도규정이라는 이름으로 시행되었던 대부분 학교의 생활규정이 학생의 잘잘못을 학생에게만 묻는 학생 처벌 위주의 규정이었다면, 사제동행 생활규정은 잘못한 학생에 대한 선도를 정해진 규정에 따라 교사와 함께 진행한다는 것이 다른 점이라고 볼 수 있다.

사제동행 생활규정은 다양하게 진행할 수 있는 규정들이 있다. 그중에서도 핵심적인 것을 말한다면 명상하기와 큰절하기를 들 수 있을 것이다. 솔직하게 학생과 함께 하는 명상이나 절하기가 과연 얼마나 생활지도에 도움이 될까 하는 생각도 없지 않았다.

이러한 나의 생각은 바쁘다는 그럴듯한 핑계와 함께 김영효 선생님이 진행하는 명상과 절하기를 강 건너 불 보듯 어쩌다 한 번씩 참가하는 정도였다. 하지만 선생님께서 퇴직을 하고 난 이후 누군가는 이를 이어받아 진행해가야 한다는 부담감과 함께 내적으로는 조금은 하고 싶은 욕구도 일었다. 그래서 위탁생들로만 구성되는 가변학급 프로그램에 명상과 절하기를 넣었고, 여전히 명상과 절에 대해서 잘 모르지만 학생들과 이 프로그램을 진행하고 있다.

명상과 절하기는 어른들도 결코 쉽지 않은 프로그램일 것이다. 하물며 가변학생들에게 이를 적용한다는 것은 훨씬 어려울 것이라 생각했다. 실제로 절하기를 하다 보면 처음에는 중심을 잡지 못해 이리저리 쓰러지는 학생이 대다수이지만, 30여 분을 진행하면 쓰러지던 학생들 대다수가 중심을 잡고 어려운 동작들을 쉬 해내는 것을 보면 아이들의 집중력에 놀라움을 느끼곤 한다.

교사만이 아닌 학생들 자신도 스스로에 대해 놀라는 모습을 볼 수 있으며, 이는 자연스럽게 명상으로 연결되어 조금이나마 자신의 모습을 성찰할 수 있게 되지 않나 생각한다. 가변학급의 대부분 프로그램이 치유적인 내용으로 구성되어 있기도 하지만 이런 절하기와 명상은 짧은 시간인 1~3개월의 위탁 기간 중, 위탁학생들에게 아주 작은 심리 변화라도 일으킬 수 있는 계기가 되고 있지는 않을까 생각한다.

아직까지는 절하기와 묵상이 내 삶의 일부로 들어오지는 않았지만 학생들에게 책임만 묻는 일방적인 처벌보다는 학생과 함께 하는 큰절하기, 학생 지도에 효과가 나름 있다고 생각하기에 관심 있는 분들께 강력히 추천하고 싶다.

언행일치가 된 삶

조경희 상담사

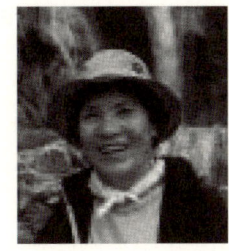
우연한 기회에 KBS1 TV〈생로병사의 비밀〉라는 프로그램에서 뇌와 절 운동을 주제로 한 장면을 보게 되었다. 오래전 기억이라 흐릿하지만 우리 몸을 제어하는 뇌의 다각적인 기능을 강화시키는 좋은 운동이라 기억하며, 차후 시간 여유가 있을 때 마음먹고 도전하리라 생각하고 있었다. 비슷한 시기에 이곳 대안중학교에 와서 김영효 선생님으로부터 반가운 절을 만나게 되어 망가져 가는 몸을 치유할 수 있는 절호의 기회라고 생각했다. 하지만 기숙학교라 출퇴근을 하다 보니 주로 학과 시간 이외 밤과 아침시간에 학생들과 함께해야 하는 절 명상 프로그램에 적극적으로 참여하지 못해 선생님의 퇴직이 못내 아쉽다.

다행히 책으로 집필하신다니 내심 반갑고, 3년 동안 선생님과 한 교실에서 선생님의 교직생활과 건강상태를 엿볼 수 있었기에 이 기회를 빌려, 보고 느낀 부분만 쓰고자 한다.

잘 된 글은 앞뒤가 잘 맞아 논리적이다. 삶도 마찬가지인 것 같다. 언행일치가 된 삶을 살아가는 사람이 그렇다. 요즘 보기 드물게 선생님의 삶에서 언행일치를 본다. 그러한 삶에서 우린 믿고 따르면 후회는 없다. 절 명상도 그렇다.

우리 학교는 지금 어느 정도 안정되어 있지만, 첫 한두 해 동안은 거의 24시간을 교사, 학부모, 의사의 역할까지 해냈어야 하는, 부적응 학생을 위한 대안교육기관이다. 새벽 6시 30분이면 스마트

폰에 길들여져 대부분 저녁형인 아이들을 깨워 아침운동을 시작하여 밤 11시~12시 되어야 하루를 끝낼 수 있는 고된 일정을 감당해야 한다. 젊은 선생님들도 힘들어 하는데 하루도 빠짐없이 선생님은 가장 먼저 일어나 늘 똑같은 속도의 걸음걸이로 선두에 서신다. 매우 검소하고 절제된 삶, 가끔은 초라해 보일만큼 허름한 차림에 구들장을 놓아 얻은 소득으로 소녀 가장의 아버지 역할까지 꾸준히 해오는 모습에서, 부적응 아이들의 뒤에 감춰진 부적응의 비밀을 어김없이 밝혀내고 그것들을 들춰내어 학부모들과 소통하는 모습에서, 여러 가지 이유로 힘들어 하는 아이들의 마음을 읽고 다독여 주는 마음에서, 저수지를 지나며 이름 모를 철새들의 소리를 읽어내곤 휘파람으로 그들과 소통하는 모습에서, 이름 없는 작은 들꽃들의 아름다움에 눈 맞출 수 있는 감성에서……, 참교육자의 참 모습을 본다.

  60대는 대부분 하룻밤 잠을 설치면 뒷날 일이 흐트러지기 쉬운 나이이다. 하지만 김영효 선생님의 지치지 않는 체력, 절제된 삶의 비밀은 무엇일까? 그 비밀은 절 명상인 것 같다.

  올 1월, 교직원들과 함께 라오스 여행을 다녀오는 길이었다. 인천공항이 가까워지는 즈음에 비행기에서 보는 일출을 카메라에 담으려 눈을 떴는데, 창 쪽 내 옆자리에 앉은 선생님께서 명상 중이셨다. 40여 년 동안 명상으로 이어지는 선생님의 일상이 흐트러지지 않는 집중력과 체력으로 이어지는 비밀이었다는 것이다.

  하루가 다르게 긴박하게 변하는 세상에 발맞추려 뛰다보니 세월의 길이만큼 오랜 동안 돌보지 못한 몸 이곳저곳이 치료를 받아야 할 정도로 심각하다.

〈생로병사의 비밀〉에서 우리 몸 말단의 발가락과 손가락을 포함. 발과 손의 자극으로부터 시작하여 규칙적인 호흡과 함께 몸 전체를 유연하게 자극하여 뇌를 일깨우는 놀라운 힘이 절 명상에 있다는 것으로 기억한다.

더불어 방송에서 보이는 것보다 수준 높은 절 명상의 테크닉과 비밀이 선생님의 절 속에 숨어있는 것으로 보인다. 앞으로 선생님께 배운 절에서 망가져 가는 내 몸의 치유에 대한 가능성에 희망을 건다. 늘 몸을 정교하게 가꾸고 에너지를 최대한 이끌어 내는 선생님의 생활 모습을 보면 그것이 보인다.

도움 받은 책

「건강명상 이렇게 한다」 우리출판사, 박희준 지음, 1994년.

「내 몸 사용 설명서」 김영사, 마이클 로아젠·메멧 오즈 지음, 유태우 옮김, 2007년.

「내 몸 젊게 만들기」 김영사, 마이클 로이젠·메멧 오즈 지음, 유태우 옮김, 2009년.

「통증 없이 산다」 HANEON.com, 피트 에고스큐·로저 기틴스 지음, 박성환·한은희 옮김, 2014.

「우리 몸 사전」 지성사, 최현석 지음, 2006년.

「내 몸의 생체학」 한언, 안횡균 지음, 2004년.

「0.2평의 기적」 (주)웅진싱크빅, 나은희 지음, 2008년.

「기공자연치유」 월드사이언스, 고정환 지음, 2010년.